Werner Meidinger

Gesund und schön mit der
Zitronenkur

Mit der Kraft der Zitrone Erkrankungen vorbeugen und Beschwerden lindern.
Die besten Rezepte für die natürliche Schönheitspflege, für Haushalt und Küche

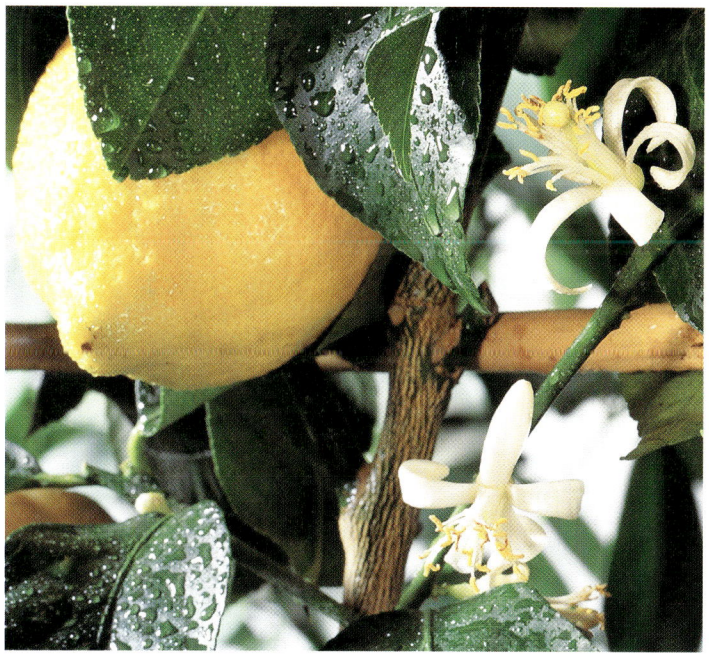

LUDWIG

Inhalt

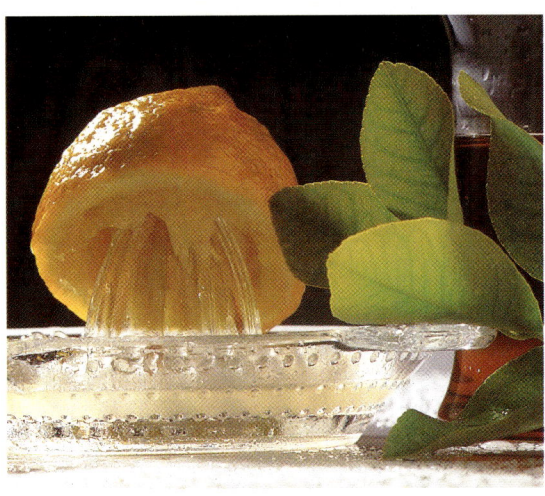

Zitronen – rundum wertvolle Früchte.

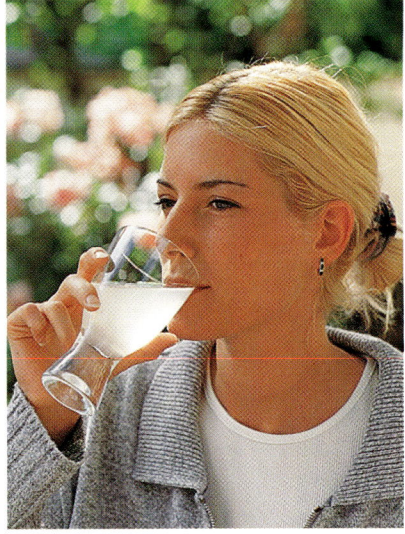

Die Inhaltsstoffe der gelben Frucht lassen sich vielfältig für die Gesundheit nutzen.

Zitronen – auch eine raffinierte Küchenzutat.

Schönheitspflege mit der Zitrone

Zitronenrezepte für die Küche

Das gelbe Kraftpaket

Zitronen gehören mit zu den ältesten von Menschen verwendeten Früchten. Ihre Geschichte reicht mehr als 4000 Jahre zurück. Paläobotaniker fanden erste Hinweise auf ihre Existenz in Südostasien und im nordwestlichen Indien in der Nähe des Himalajas. Aber auch in den fruchtbaren Talebenen von Euphrat und Tigris wuchsen schon vor Jahrtausenden Zitronenbäume. Von Archäologen im Tal der Könige an den Wänden von Grabmalen entdeckte Zeichnungen weisen darauf hin, dass Zitronen und ihr Saft im alten Ägypten als Mittel zum Einbalsamieren von Mumien verwendet wurden.

Zitronen als Opfergabe: Dass die Früchte bereits im alten Ägypten sehr hoch geschätzt waren, zeigt sich daran, dass sie häufig neben Feigen und Datteln mit in die Gräber gegeben wurden.

Lange Tradition als Heilpflanze

Die alten Ägypter nutzten Zitronen auch in der Heilkunde auf vielerlei Weise: als lustförderndes Aphrodisiakum und als Mittel gegen Koliken oder Fieber. Viele glaubten damals – wie auch heute noch in entlegenen Gebieten der Osttürkei sowie des Nahen und Mittleren Ostens –, dass der Verzehr von Zitronen und Zitronensaft einen wirksamen Schutz vor einer Vielzahl von Giften darstelle. Neue Erkenntnisse konnten manche dieser Wirkungen bestätigen.

Zitronen in der griechischen Antike

Die alten Griechen kamen vermutlich durch Alexander den Großen, König von Makedonien, zu den Zitronen, die er von seinen siegreichen Feldzügen gegen die Perser mitbrachte. Jedenfalls bezeichneten sie die Früchte als persische Äpfel. Sie pflanzten Zitronenbäume entlang ihrer Olivenhaine, da sie glaubten, dass dadurch Schädlinge abgehalten würden. Den Saft der reifen Früchte verwendeten sie zur Konservierung von Lebensmitteln, als desinfizierenden und reinigenden Zusatz von Wasch- und Putzwasser sowie zur Behandlung von verschiedenen Alltagsbeschwerden und Krankheiten.

Zitronen im Römischen Reich

Von den Griechen gelangten die Zitronen zu den Römern, die sie anfangs lediglich dazu benutzten, Motten von Wollkleidung fernzuhalten. Erst von persischen Sklaven lernten sie, aus den Früchten schmackhafte Speisen und erfrischende Getränke zuzubereiten. Sie waren davon derart angetan, dass Zitronen als fester Bestandteil ihrer Feldküche mit auf die Eroberungszüge genommen wurden und so nach Spanien, Frankreich, Norditalien und sogar Nordafrika kamen.

Von der »Frucht des Bösen« zur Nutzpflanze

Obwohl zu dieser Zeit Zitronen zur Behandlung von Krankheiten und zum Verfeinern von Gerichten allgemein beliebt und geschätzt waren, folgte im frühen Mittelalter eine kurze Phase, während der sie als Früchte des Bösen geächtet wurden. Man dichtete ihnen sogar eine schädliche und giftige Wirkung an. Doch dieser Irrglauben hielt sich nicht lang, und schon bald darauf kam es durch spanische und portugiesische Seefahrer zur weltweiten Verbreitung der Zitronen. Christoph Kolumbus pflanzte 1493 die ersten Zitronenbäume auf Haiti, die sich fast blitzartig über die gesamten karibischen Inseln verbreiteten. 1579 wurden die ersten Zitronenbäumchen der Neuen Welt in St. Augustine/Florida entdeckt. Sie gediehen und vermehrten sich, bis 1894 ein starker Frost alle vernichtete. Aber bereits 20 Jahre zuvor wurden in Kalifornien widerstandsfähigere Arten eingeführt, die sich von dort aus über den ganzen Westen der USA ausbreiteten.

Heute ist die Zitrone aus der Küche, aus der Schönheitspflege und vor allem aus der Naturheilkunde nicht mehr wegzudenken. In diesem Buch haben wir für Sie viele Tipps und Anregungen zusammengetragen, was sich alles aus dem sauren Früchtchen machen lässt: schmackhafte Gerichte und erfrischende Drinks, pflegende Cremes und duftende Bäder, lindernde Tees und vitaminreiche Säfte. Außerdem erfahren Sie, was die kleine Frucht so alles zu bieten hat und wie diese Inhaltsstoffe auf den menschlichen Organismus wirken. Nutzen Sie die Kraft der Natur, die in der Zitrone steckt!

Im Barock wurden Zitronenbäumchen und Orangen regelrechte Modepflanzen und schmückten die streng symmetrischen Gärten der Kaiser und Könige. Prachtvolle Gebäude, die Orangerien, wurden errichtet, um die kostbaren Zitruspflanzen zu überwintern.

Kleine Warenkunde

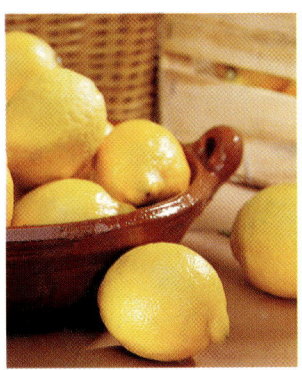

Saftige Zitronen sind das ganze Jahr über erhältlich.

Einkaufsratgeber

Die weltweit größten Anbaugebiete für Zitronen sind heute der Westen der USA, Spanien, Italien und Griechenland. Mit insgesamt über 3,5 Millionen Tonnen Zitronen jährlich liefern diese Regionen zusammen mehr als die Hälfte der Welternte. Zitronen sind ganzjährig – je nach Saison – zu Preisen weit unter 1 DM pro Stück zu kaufen. Um möglichst in den vollen Genuss der gesunden Inhaltsstoffe zu kommen, sollten Sie beim Einkauf einige Regeln berücksichtigen.

Was die Schale verrät

Nicht die Größe der Frucht ist entscheidend für die Saftausbeute: Kleine, aber dünnschalige Zitronen sind ergiebiger als Sorten mit dicker Schale und relativ wenig Fruchtfleisch.

▶ Reife Zitronen erkennt man daran, dass sie nicht mehr »steinhart« sind und dass ihre Schale hellgelb ist und einen ungebrochenen Glanz zeigt. Scheint sie eher stumpf und weist sie grüne Flecken auf, sind die Früchte noch nicht vollständig gereift.

▶ Schlägt die Schalenfarbe in tiefes bis bräunliches Gelb um und sind die Früchte schon übermäßig weich, ist der ideale Reifegrad bereits überschritten. Das Gleiche gilt, wenn die Schale Verhärtungen aufweist, schrumpelig und runzelig ist oder bereits Risse hat. Ein Erfahrungswert besagt: Je blasser das Gelb der Schale ist, desto saurer schmecken die Früchte. Wer etwas süßere bevorzugt, sollte daher Zitronen mit einem kräftigen Gelbton wählen.

▶ Da Zitronen zum Schutz vor Schädlingen mit Chemikalien manchmal regelrecht bombardiert werden, sollte man darauf achten, möglichst unbehandelte zu kaufen. Am besten fährt man mit Ware aus dem Bioladen. Zur Sicherheit können die ganzen Früchte mit noch unversehrter Schale auch in lauwarmem Wasser, dem ein Spritzer Geschirrspülmittel beigegeben wurde, gewaschen und anschließend gut unter klarem Wasser abgespült werden.

Sachgemäße Lagerung

▶ Bei Zimmertemperatur können Zitronen ohne Qualitätseinbußen acht bis zehn Tage lang aufbewahrt werden. Möchte man sie länger lagern, ist es ratsam, sie in den Kühlschrank zu legen. Allerdings sollten sie nicht eng gedrängt liegen, sondern so, dass möglichst von allen Seiten Luft hinkommt – z. B. in einer kleinen Korbschale. Eine Aufbewahrungszeit bis zu einem Monat ist dann kein Problem.

▶ Zitronen können auch eingefroren werden – bis zu einem Jahr. Der Saft wird dazu in Eiswürfelformen gegeben, um jeweils passende Portionen zur Hand zu haben. Nach dem Auftauen schmeckt er wie frisch gepresst. Fruchtstücke werden vor dem Tiefgefrieren geschält, in portionsgerechte Teile geschnitten und dann vakuumverpackt eingefroren. Das Fruchtfleisch ist dann zum Rohverzehr allerdings nicht mehr so gut geeignet, da es aufgetaut etwas schwammig wird. Es sollte nur noch zum Kochen Verwendung finden. Selbst ganze und ungeschälte Früchte können, wenn später nur der Saft verwendet werden soll, eingefroren werden. Nach dem Auftauen sind sie weich und können sehr leicht ausgepresst werden.

Vom richtigen Umgang mit der Zitrone

Saftpressen leicht gemacht

Zum Auspressen des Safts eignen sich Zitronen am besten, wenn sie warm sind, also gut Zimmertemperatur haben. Der Saft ist im Gewebe der Frucht in kleinen Kammern, vergleichbar mit Säckchen, eingeschlossen. Werden diese schon vor dem eigentlichen Pressen zum Platzen gebracht, kommt man am leichtesten zur größten Saftausbeute. Legen Sie dazu die Zitronen auf eine harte Unterlage, und rollen Sie sie mit festem Druck einige Male hin und her. Benutzen Sie eine handelsübliche Zitronenpresse, geschieht nichts anderes, als dass die Wände der Saftkammern durch das Rubbeln und Reiben an den

Wer gerne und häufig zur Verfeinerung von Speisen Zitronen verwendet und für alle Fälle gerüstet sein möchte, kann sie auch bis zu einem Jahr lang im Gefrierfach oder in der Tiefkühltruhe aufbewahren.

7

Auf Märkten bekommen Sie besonders frische und oft auch unbehandelte Zitronen. Sie sollten beim Kauf fest und schwer sein und eine kräftige gelbe Färbung aufweisen.

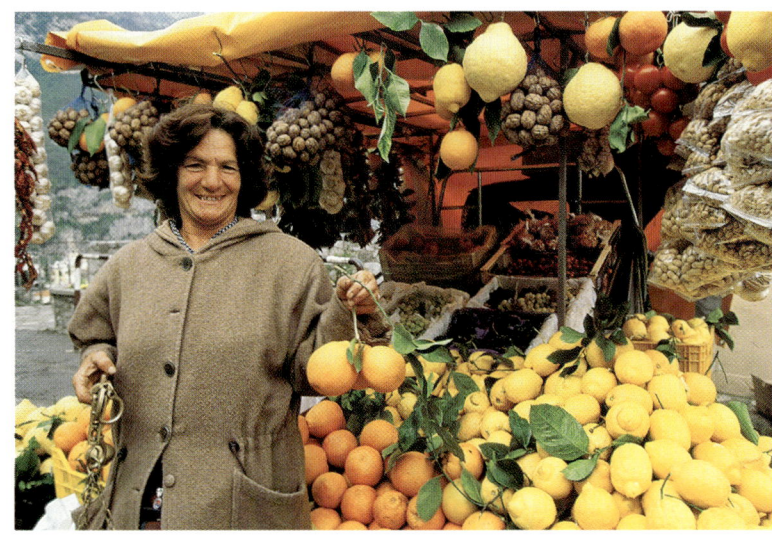

Zitronen, deren Schale man abgerieben hat, sollten so bald wie möglich verbraucht werden. Ohne die schützende Außenhaut setzen sie sehr rasch Schimmel an. Angeschimmelte Zitrusfrüchte sollten Sie unbedingt wegwerfen, da sich auf ihnen besonders schädliche Pilze ansiedeln.

Zacken und Vorsprüngen der Presse geöffnet werden. Die Saftmenge wird noch ergiebiger, wenn Sie die Zitrone vor dem Pressen für einige Minuten in 40 bis 50 °C warmes Wasser legen. Dann sollte eine durchschnittlich große Zitrone schon zwei bis drei Esslöffel Saft liefern.

So können Sie auch die Schale nutzen

Haben Sie unbehandelte oder im Bioladen gekaufte Zitronen, können die Schalen zur Verfeinerung einer Vielzahl von Gerichten (siehe Rezepte Seite 82ff.) verwendet werden. Also sollte man sie zur Aufbewahrung präparieren. Dazu werden sie vor dem Auspressen mit einem normalen Gemüseschäler von den Früchten gelöst. Achten Sie aber darauf, dass Sie nicht zu tief schneiden und Teile der weißen Unterhaut mit ablösen. Diese schmeckt äußerst bitter und kann schon in kleinen Mengen den Geschmack von Speisen verderben. Die Schalen liegen nach dem Schälen in Streifen vor. Am besten breitet man diese auf einem Stück Butterbrotpapier aus und lässt sie zwei bis drei Tage lang trocknen. Anschließend werden sie in ein Leinen- oder Baumwollsäckchen gefüllt und an einem luftigen und trockenen Platz aufgehängt. Schneller geht das Trocknen im Backofen. Dazu die Schalen auf ein Backblech legen und bei kleinster Hitze vier bis sechs Stunden lang im Ofen, der nicht vollständig geschlossen, sondern einen Spalt offen steht, trocknen lassen. Vor der Verwendung weichen Sie die getrockneten Schalen in Wasser ein, bis sie sich vollgesaugt haben. Sie können dann wie frische Schalen verwendet werden. Ähnlich kann man vorgehen, wenn die Schale mit einer Reibe abgerieben wird. Das Pulver wird ebenfalls getrocknet und in Döschen aufbewahrt.

Pflanzen mit Zitrusduft

▶ *Zitronengras* Beim Zitronengras (Cymbopogon citratus), auch Lemongras genannt, handelt es sich um eine in Südostasien wachsende Pflanze aus der Familie der Süßholzgewächse, die beim Kauen leicht nach Zitrone schmeckt. In ihr sind heilende ätherische Öle enthalten. Aufgüsse werden innerlich gegen Magen-Darm-Beschwerden mit Durchfällen, Fieber, Appetitlosigkeit und nervöse Unruhe eingesetzt. Äußerliche Einreibungen mit den Ölen lindern die Beschwerden bei Hexenschuss, rheumatischen Erkrankungen, Verstauchungen und Verrenkungen. Die Heilkräfte des Zitronengrases können gut mit denen der Zitrone kombiniert werden.

▶ *Zitronenkraut* Zitronenkraut stammt ebenfalls nicht vom Zitronenbaum, sondern ist eine volkstümliche Bezeichnung für Melisse (Melissa officinalis). Sie enthält ätherisches Melissenöl. Melissentee ist ein bewährtes Mittel zur Beruhigung und gegen Schlafstörungen. In Kombination mit den abwehrkräftestimulierenden Substanzen der Zitrone ist er heilsam bei fieberhaften Erkrankungen, Erkältungen, Grippe, Kopfschmerzen oder Entzündungen im Bereich der Atemwege.

▶ *Zitronenpelargonien* Diese duftenden Pflanzen sind Verwandte der Balkongeranien, haben kleinere Blüten in blassen Rosatönen und verströmen über ihre Blätter einen intensiven Wohlgeruch. Sie werden zur Aromatisierung von Gebäck und Süßspeisen verwendet, für Potpourris und Duftkissen sowie als Zimmerpflanzen, die Zigarettenqualm neutralisieren sollen. Von den vielen blattduftenden Pelargonien sind Pelargonium citronella und Pelargonium »Queen of Lemon« die Sorten mit dem stärksten Zitronenduft.

Das zum Backen verwendete Zitronat stammt von einem echten Zitronenabkömmling. Diese Art entwickelt Früchte von der Größe und Form eines Rugbyballs mit einer bis zu zehn Zentimeter dicken Schale. Sie wird kandiert und kommt in großen Stücken oder klein gewürfelt in den Handel.

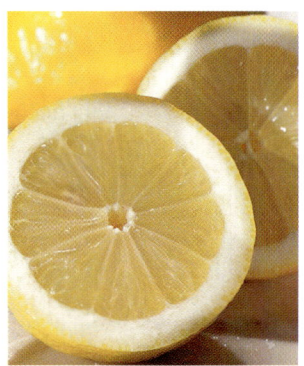

Zitronen sind wertvoll sowohl für die Küche als auch für die Hausapotheke.

Die Inhaltsstoffe der Zitrone

In der Volksmedizin werden Zitronen seit jeher gegen ein breites Spektrum von Krankheiten eingesetzt. Verwendung finden dabei verschiedene Bestandteile der Früchte: das Fruchtfleisch, der Saft, die Schalen und das darin enthaltene ätherische Öl.

Fruchtfleisch und Saft

Das Fruchtfleisch einer Zitrone enthält viele lebenswichtige Nährstoffe. Diese Substanzen finden sich auch in leicht verringerter Konzentration im Saft. Vitamin C löst sich mit dem Saft zu über 90 Prozent aus der Frucht, Kalzium zu etwa zwei Dritteln seines Gehalts, Eisen hingegen nur zu rund einem Drittel. In den vollständigen Genuss der wertvollen Inhaltsstoffe kommt man dann, wenn das Fruchtfleisch gegessen wird. Auch wenn's anfangs sehr sauer schmeckt, gewöhnen sich die Geschmacksnerven relativ rasch daran, und nach einigen Tagen finden die meisten Menschen nicht mehr viel dabei, rohe Zitronen zu verzehren. Die Tabelle zeigt, was alles im Fruchtfleisch einer gut 100 Gramm schweren Zitrone steckt.

Die Säure des Zitronenfruchtfleischs regt die Speicheldrüsen kräftig zu vermehrter Produktion an. Besonders ältere Menschen haben oft zu wenig Speichel, der eine wichtige Rolle für die Verdauung spielt.

So viel steckt in nur einer Zitrone

- 90 g Wasser
- 3,2 g Kohlenhydrate
- 1,2 g Ballaststoffe
- 0,7 g Eiweiß
- 0,6 g Fett
- 150 mg Kalium
- 55 mg Vitamin C
- 30 mg Magnesium
- 16 mg Phosphor
- 11 mg Kalzium
- 3 mg Natrium
- 450 µg Eisen
- 270 µg Pantothensäure
- 170 µg Niazin

Die Zitrone im Laborversuch

Zwei Universitätsstudien kamen vor kurzem zu verblüffenden Ergebnissen in Bezug auf die Heilkräfte der Zitrone, was deren praktischen Nutzen untermauert und nahelegt:

▶ Wissenschaftler des Instituts für Pharmazie und Biochemie der Universität von Buenos Aires/Argentinien waren auf der Suche nach einem natürlichen Desinfektionsmittel für mit Cholerabakterien (Vibrio cholerae) verseuchtes Trinkwasser. Als ideales Mittel erwies sich Zitronensaft. Die Cholerabakterien im Trinkwasser starben ab, sobald – im Verhältnis zur gesamten Menge des Wassers – zwei Prozent frischer Zitronensaft zugesetzt wurde. Nach 30 Minuten Einwirkzeit war das Trinkwasser bakterienfrei.

▶ Eine ähnliche Empfehlung sprach der epidemiologische Dienst des Gesundheitsministeriums von Guinea-Bissau in Westafrika während einer Choleraepidemie im Oktober 1994 aus. Die Ärzte rieten, zur Vorbeugung gegen eine Cholerainfektion, den Speisen Zitronensaft beizumischen und zur Speisezubereitung möglichst reichlich Zitronen zu verwenden.

Die Schalen und ihr ätherisches Öl

In den Schalen der Zitronen befinden sich Tausende winziger Drüsen, die das ätherische Öl (Citri aetheroleum) produzieren. Es wird deshalb auch durch das Kaltpressen der Schalen gewonnen. Etwa 3000 Zitronen werden benötigt, um einen Liter ätherisches Öl zu erhalten. In ihm befindet sich neben einer Reihe anderer Substanzen reichlich Citral – die Substanz, die den typischen Zitronenduft und -geschmack ausmacht. Da Citral heute auch synthetisch gewonnen werden kann, ist es wichtig, beim Kauf von Zitronenöl darauf zu achten, dass es naturbelassen und ohne künstliche Zusätze ist. Zitronenöl können Sie gegen physische wie psychische Beschwerden gleichermaßen einsetzen. In der Aromatherapie sorgt das Öl für Ihr geistiges Wohlbefinden, in der direkten Anwendung tötet es schädliche Bakterien und Pilze.

Kaufen Sie vom Zitronenöl immer nur kleinere Mengen, deren Verbrauch absehbar ist. Im Gegensatz zu manchen anderen Ölen hat es eine relativ eng begrenzte Haltbarkeit – es verdirbt nach etwa einem Dreivierteljahr. Am besten lässt es sich an einem kühlen und dunklen Platz aufbewahren.

Eigenschaften des Zitronenöls

► Wissenschaftler am Institut für Medizinforschung des Amani Medizinforschungszentrums in Tanga/Tansania entdeckten, dass sich Zitronenöl hervorragend als natürliches Insektenvertilgungsmittel eignet. Larven, Puppen und Eier einer Moskitoart gingen allesamt zugrunde, sobald sie Zitronenöl ausgesetzt wurden.

► Staphylokokken, die in harmlosen Fällen Hautunreinheiten wie Pusteln, Abszesse oder Gerstenkörner, in schlimmeren Fällen aber auch Harnwegsinfektionen, infektiöse Arthritis oder sogar Herzmuskelentzündungen verursachen können, sterben nach dem Kontakt mit Zitronenöl binnen fünf Minuten ab.

► Selbst der Verursacher von Typhus, also das Bakterium Salmonella typhi, stirbt nach ungefähr einer Stunde ab, wenn er intensiv Zitronenöl ausgesetzt wird.

► Pneumokokken, Auslöser von Lungen-, Gehirnhaut-, Mittelohr- und Bauchfellentzündungen, gehen ein bis drei Stunden nach der Behandlung mit Zitronenöl zugrunde.

Nehmen Sie eine unbehandelte Zitrone aus dem Bioladen, und reiben Sie mit der rauen Fläche eines trockenen Stücks Würfelzucker über die Schale. Benötigen Sie nun zur Verfeinerung von Gerichten, z. B. von Süßspeisen, das Aroma von Zitronenöl, können Sie den damit angereicherten Würfelzucker verwenden. Sie können ihn aber auch einfach lutschen, um in den Genuss des Zitronenöls und seiner Heilkräfte zu kommen.

Aromatherapie mit Zitronenöl

Von den Duftsensoren in den Schleimhäuten der Nase wirken die Düfte ätherischer Öle direkt über das Gehirn auf die Psyche und das vegetative Nervensystem ein. Auch das Zitronenöl ist dabei hoch aktiv und hilft besonders bei geistigen Anspannungen.

► Ein Test bei der Kajima Aktiengesellschaft in Tokio ergab, dass die Konzentration der Mitarbeiter erheblich gesteigert werden konnte, wenn morgens der Luft über die Klimaanlage ätherisches Zitronenöl beigemengt wurde.

► Wissenschaftliche Untersuchungen an japanischen Sekretärinnen bewiesen überdies, dass die Zahl der Tippfehler unter Zitronenduftberieselung um 54 Prozent zurückging.

► Untermauert wurde die positive Wirkung ätherischer Öle auf Büroangestellte von dem US-Psychologen Robert A. Baron vom Renselaer Polytechnic Institute in Troy, New York. Im Versuch stellte sich eindeutig heraus, dass Büroangestellte mit Aromaölberieselung über die Klimaanlage wesentlich leistungsfähiger waren als ohne.

Vitamin C

Zitronen sind die optimalen Vitamin-C-Spender. Das Fleisch und der Saft von zweieinhalb Früchten decken den durchschnittlichen Tagesbedarf eines Erwachsenen – solange kein weiteres Vitamin C über andere Nahrungsmittel aufgenommen wird. Da dies jedoch – bei normaler Ernährung – meistens der Fall ist, reicht es in der Regel aus, über den Tag verteilt eine rohe Zitrone zu verzehren, um das benötigte Tagesquantum aufzunehmen.

Kurzsteckbrief für einen Biostoff

Vitamin C (Askorbinsäure) gehört zu den wasserlöslichen, essenziellen Vitaminen. Unser Körper kann es – im Gegensatz zu Tieren – nicht selbst herstellen, sondern muss es mit der Nahrung zugeführt bekommen. Professor Anthony Diplock vom Guy's Hospital in London, der mehr als 20 streng plazebokontrollierte Studien zur Berechnung der angemessenen täglichen Vitamin-C-Dosis auswertete, kam zu einer einfachen Faustformel, welche tägliche Höchstdosis an Vitamin C der Organismus noch verwerten kann: 20 Milligramm Vitamin C pro Kilogramm Körpergewicht. Was darüber hinaus aufgenommen wird, muss unverwertet wieder ausgeschieden werden.

Liegt ein Mangel an Vitamin C vor, sind erste Anzeichen dafür anhaltende Müdigkeit und Erschöpfung, eine verminderte Belastungsfähigkeit, eine beeinträchtigte und verzögerte Wundheilung sowie eine gesteigerte Anfälligkeit für Infektionskrankheiten aufgrund eines angeschlagenen Immunsystems.

Man kann kaum zu viel des Guten tun: Eine Überdosierung von Vitamin C kann zwar Hautausschläge und Übelkeit mit Erbrechen verursachen, aber dazu kommt es nur sehr selten, da überschüssiges Vitamin C in der Regel über den Urin und den Stuhl ausgeschieden wird. Erste Anzeichen einer möglichen Überversorgung sind Durchfälle – der Organismus versucht damit, sich möglichst rasch von dem überflüssigen Vitamin zu befreien.

In England gab es sogar lange Zeit ein Gesetz, nach dem an Bord jedes Schiffs so viel Zitronensaft mitzunehmen war, dass für jeden Mitreisenden ab dem zehnten Tag der Reise bis zu deren Ende täglich drei Esslöffel davon zur Verfügung standen. Damit wurde der gefährlichen Mangelkrankheit Skorbut vorgebeugt.

Ob Joggen oder Aerobic – es ist ratsam, direkt vor dem Sport eine Zitrone zu essen. Dadurch können sich die weißen Blutkörperchen mit Vitamin C vollpumpen, und Sie bleiben leistungs- und widerstandsfähiger.

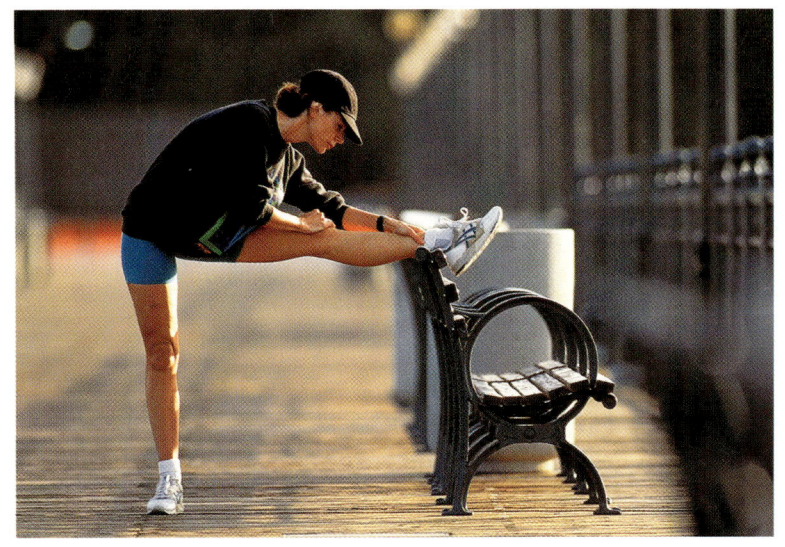

Vitamin C zur Prophylaxe gegen Alzheimer

Wissenschaftler der Universität Edinburgh in Schottland haben festgestellt, dass Muskelschäden nach intensivem Training wesentlich seltener auftreten, wenn eine reichhaltige Vitamin-C-Versorgung gewährleistet ist. Deshalb: 30 Minuten vor sportlicher Aktivität eine rohe Zitrone verzehren. Das sorgt für höhere Leistungsfähigkeit und beugt Muskelschäden und Muskelkater vor.

Neue Forschungsergebnisse weisen auch darauf hin, dass freie Radikale bei der Entstehung der Alzheimerkrankheit eine Rolle spielen. Und zwar über die Eiweißsubstanz APP, die beim Gesunden die Verbindungen zwischen den einzelnen Gehirnnervenzellen vor Schäden schützt und einen Reparaturmechanismus in Gang setzt, sobald Defekte auftreten. Bei Alzheimerpatienten aber entstehen aus diesem APP Eiweißablagerungen, so genannte Plaques, im Gehirn. Gleichzeitig wandelt unter noch ungeklärten Umständen die Substanz APP plötzlich ungefährliches, zweiwertiges Kupfer in aggressives, einwertiges um. Während dieses Vorgangs werden freie Radikale freigesetzt, die – wie US-Wissenschaftler herausfanden – die Blutgefäße im Gehirn schädigen, was eine Unterversorgung mit Sauerstoff zur Folge hat. Dadurch sterben die empfindlichen, stark von ausreichender Sauerstoffversorgung abhängigen Nervenzellen ab. Substanzen, die freie Radikale neutralisieren können – wie das Vitamin C –, werden zukünftig nach Ansicht der Wissenschaftler eine entscheidende Rolle bei der Behandlung von Alzheimer spielen.

Vitamin C in der Krebsforschung

Vitamin C gehört zu den so genannten Zellschutzvitaminen, die freie Radikale abwehren und dadurch Zellen davor bewahren, zu Krebszellen zu entarten. Das ist besonders für Raucher wichtig, die mit jedem Zigarettenzug rund 100 Billionen dieser aggressiven Teilchen einatmen. Im Körper setzen freie Radikale sofort zu ihrem Vernichtungsfeldzug an und attackieren die Wände der Zellen so lange, bis diese eine Lücke aufweisen, durch die sie eindringen, dort das Erbgut schädigen und somit die unkontrollierte Teilung auslösen.

Untersuchungen des Vitamin-C-Spiegels im Blutplasma von Rauchern kamen deshalb auch zu dem Ergebnis, dass dieser erkennbar unter dem von Nichtrauchern liegt. Ursache dafür ist der raschere Verbrauch von Vitamin C.

Vitamin C kontra Herz-Kreislauf-Erkrankungen

Herz-Kreislauf-Leiden stehen noch vor Krebserkrankungen an erster Stelle der Todesursachen in der Bundesrepublik: Jährlich sterben 420 000 Menschen daran, das ist jeder zweite Todesfall! Ein hoher Spiegel schädlichen LDL-Cholesterins, in erster Linie verursacht durch falsche, übermäßig fette Ernährung, Nikotinkonsum und Bewegungsmangel, lässt an den Gefäßinnenwänden Ablagerungen entstehen. Diese nehmen mit der Zeit zu, verengen die Arterien bis hin zum völligen Verschluss – der Herzinfarkt ist vorprogrammiert.

Cholesterin ist nicht gleich Cholesterin

Cholesterin, das mit der Nahrung aufgenommen, im Körper aber auch vom Darm, von der Haut und überwiegend von der Leber gebildet wird, ist lebenswichtig, solange es nicht im Übermaß vorliegt. Es hält die Muskeln elastisch, ist an der Bildung roter Blutkörperchen beteiligt, aktiviert und unterstützt die Abwehrkräfte, ist Baustoff der Geschlechts- und Nebennierenrindenhormone und schützt die Leber vor Erkrankungen. Ist jedoch mehr vorhanden als benötigt wird, schlägt es sich an den Gefäßwänden nieder.

Wissenschaftler des Nationalen Gesundheitsinstituts in den USA kamen nach einer umfangreichen Studie zu der Erkenntnis, dass erst eine tägliche Aufnahme von 200 Milligramm Vitamin C eine optimale Versorgung des Körpers gewährleistet. Bisherige Empfehlungen, die je nach Nation zwischen 60 und 100 Milligramm schwankten, sind also zu niedrig angesetzt.

Wie sich der Körper selbst schützt

Um einer Ablagerung an den Gefäßwänden vorzubeugen, verfügt der Organismus über einen raffinierten Weg, das Cholesterin loszuwerden. Er wandelt es in Gallensäure um und scheidet es über diesen Weg aus. Das geschieht, indem die Leber aus Cholesterin die so genannte primäre Gallensäure herstellt. Diese gelangt in den Dünndarm und wird dort unter dem Einfluss von Bakterien in sekundäre Gallensäuren umgebaut. Deren Aufgabe ist es, die mit der Nahrung aufgenommenen Fette zu verdauen. So gelangen etwa 90 Prozent der sekundären Gallensäuren wieder zurück in den Organismus – rund zehn Prozent aber werden ausgeschieden. Und damit auch das zur Herstellung der primären Gallensäure aufgewendete Cholesterin.

So hilft Vitamin C beim Cholesterinabbau

Beim Umbau von Cholesterin in primäre Gallensäure ist zwingend Vitamin C notwendig, das dabei auch verbraucht wird. Ist zu wenig davon im Körper vorhanden, kann das Cholesterin nicht der Ausscheidung zugeführt werden und staut sich im Organismus. Das ist mit eine Ursache für die Entstehung eines erhöhten Cholesterinspiegels. Wie in medizinischen Studien beschrieben ist, trägt das Vitamin C allerdings nur dann zur Absenkung des Cholesterinspiegels bei, wenn dieser deutlich erhöht ist. Bei nicht oder nur gering erhöhter Cholesterinkonzentration zeigt die Zufuhr von Vitamin C kaum Auswirkungen. Schädliche Folgen, etwa sogar ein Mangel an der lebenswichtigen Substanz Cholesterin infolge einer verstärkten Vitamin-C-Zufuhr, sind also nicht zu befürchten.

> **Folgeschäden einer Überdosierung von Vitamin C sind nach den neuesten wissenschaftlichen Erkenntnissen nicht zu erwarten. Selbst die Aufnahme von bis zu sechs Gramm Vitamin C täglich ist gesundheitlich unbedenklich.**

Empfohlene Tagesmenge an Vitamin C

Vitamin C ist in der Lage, einen erhöhten Cholesterinspiegel zu senken und damit Gefäßverkalkung und daraus resultierendem Herzinfarkt vorzubeugen. Verschiedene Untersuchungen konnten belegen, dass sich bei Frauen, die täglich 300 Milligramm Vitamin C zu sich nehmen, das Risiko, vorzeitig an einer Herz-Kreislauf-Erkrankung zu sterben, um 25 Prozent verringert, bei Männern sogar um 42 Prozent.

Weitere Anwendungsgebiete von Vitamin C

Nicht umsonst nahmen die Seefahrer früherer Jahrhunderte Unmengen von Zitronensaft mit auf die Reise, um nicht an Skorbut zu erkranken. Freilich hat in den modernen Industrienationen heute niemand mehr diese Krankheit zu fürchten. Aber es gibt eine ganze Reihe anderer Beschwerden, bei denen Vitamin C helfen kann.

▶ Vitamin C fördert die Wundheilung. Ohne Vitamin C wäre z. B. nach Verletzungen keine Narbenbildung möglich.

▶ Knochenbrüche heilen unter dem Einfluss von Vitamin C, da es die Bildung von Kollagen anregt. Gleichzeitig unterstützt es beim Gesunden die ständige Regenerierung und den Neuaufbau von Knochen, Knorpel und Bindegewebe.

▶ Vitamin C sorgt für harte und gesunde Zähne, indem es den Einbau von Kalzium in die Zahnsubstanz anregt.

▶ Knochenschwund (Osteoporose) bei Frauen tritt bei regelmäßiger Vitamin-C-Zufuhr über einen längeren Zeitraum seltener auf.

▶ Vitamin C hilft bei Magen-Darm-Leiden.

▶ Das Risiko, an grauem Star – einer zunehmenden Trübung der Augenlinse – zu erkranken, kann durch die Gabe von Vitamin C um bis zu 80 Prozent verringert werden. Zurückgeführt wird das wiederum auf die Eigenschaft des Vitamins C als Neutralisator freier Radikale. Diese aggressiven Teilchen tragen, wenn sie über einen langen Zeitraum einwirken, dazu bei, die Zellen des Gewebes der Augenlinsen so zu schädigen, dass sie trüb werden.

▶ Im Abwehrsystem des Körpers gegen Krankheitserreger wie Viren und Bakterien hat Vitamin C eine herausragende Funktion. Es unterstützt die Produktion der Eiweißsubstanz Interferon, das die Zellen davor schützt, dass die Angreifer in sie eindringen und sich dort ungehindert vermehren können.

▶ Bei einer regelmäßigen Einnahme von Vitamin C nimmt die allgemeine Lebenserwartung – so das Ergebnis einer US-Studie an Männern – um durchschnittlich sechs Jahre zu. Die Wissenschaftler gehen davon aus, dass der geweberegenerierende Effekt von Vitamin C die Erklärung für diese Beobachtung ist.

Die bisherige Annahme vieler Wissenschaftler, dass ein Vitamin-C-Überschuss zu einer vermehrten Bildung von Oxalsäure im Organismus und damit zur Entstehung von Harn- und Nierensteinen führt, ist nach Ansicht des Physiologen Prof. Anthony Diplock nicht mehr haltbar.

Bioflavonoide

Untersuchungen einer Vielzahl von Obst- und Gemüsesorten von Dr. Elson Haas, medizinischer Direktor am Preventive Medical Center of Marin in San Rafael/Kalifornien, ergaben, dass Zitrusfrüchte – also auch Zitronen – neben Tomaten, Brokkoli, Soja und Zwiebeln zu den zehn am reichhaltigsten mit Bioflavonoiden ausgestatteten Lebensmitteln gehören.

Bei den Zitronen sind Bioflavonoide (in erster Linie Rutin, Hesperidin, Zitrin, Naringin und Querzitrin, aus dem von den Bakterien im Verdauungstrakt durch Abspaltung von Zuckermolekülen das wertvolle Querzetin hergestellt wird) zwar in der gesamten Frucht, d. h. auch in Fleisch und Schale, aber in der höchsten Konzentration in der weißen Innenhaut zwischen Fruchtfleisch und Schale enthalten. Wer also in den Genuss der heilsamen Auswirkungen dieser Substanzen kommen möchte, sollte die weiße Innenhaut nicht entfernen, sondern sie möglichst mitessen – auch wenn's bitter schmeckt.

Man bekommt mehr wertvolle Biostoffe ab, wenn man Zitronen und auch andere Früchte im Ganzen verzehrt, statt nur den Saft zu trinken. Noch mehr entgeht dem Körper bei der Einnahme synthetischer Vitaminpräparate, die frisches Obst nicht ersetzen können.

Entdeckung durch Zufall

Vor mehr als 30 Jahren kam der für die Entdeckung des Vitamin C mit dem Nobelpreis ausgezeichnete Albert Szent-Györgyi (1893–1986), der 1947 von Ungarn nach Amerika auswanderte, zu dem Ergebnis, dass es neben Vitamin C noch eine Substanz geben muss, die ähnlich wirkt und die Effizienz des Vitamins noch verstärkt. Diese Schlussfolgerung erreichte er auf einfache Weise: Als ihn ein Freund um Rat bat, was er gegen sein ständiges Zahnfleischbluten unternehmen könnte, gab ihm Szent-Györgyi aus Zitronen mit Saft und Fleisch ausgelöstes Vitamin C zum Auftragen. Binnen kurzer Zeit verschwanden die Beschwerden. Als sie jedoch später wieder auftraten, war Szent-Györgyi der festen Überzeugung, seinem Freund ein noch wesentlich wirksameres Mittel zu geben, indem er ihm pures Vitamin C mit hohem Reinheitsgrad empfahl. Um so größer war die Verblüffung, als sich nicht die geringste Besserung einstellte.

Pionierarbeit im Labor brachte Erfolg

Szent-Györgyi folgerte, dass sich in der Mischung aus Fruchtfleisch, -saft und Vitamin C eine Substanz verbergen müsse, auf die die erste Heilung des Zahnfleischblutens zurückzuführen war. Er machte sich an Analysen des Gemenges und isolierte daraus Stoffe, die er seinem Freund zum Auftragen gab. Mit dem Erfolg, dass das Bluten vollständig ausblieb. Aber noch hatte Szent-Györgyi keine Ahnung davon, dass er Flavonoide isoliert hatte, sondern dachte an ein Vitamin. Da er feststellte, dass die neue Substanz die Durchlässigkeit (Permeabilität) der Gefäßwände beeinflussen kann, d. h. damit das Zahnfleischbluten stoppte, nannte er sie Vitamin P (Permeabilitätsfaktor).

Vitamin P wurde umgetauft

Erst später fand man heraus, dass es sich bei dem Stoff weder um ein Vitamin noch um eine Einzelsubstanz handelt, sondern um mehrere Inhaltsstoffe, die in vielen Früchten vorliegen und bei Zitronen für die gelbe Färbung der Schale sorgen. Folglich bezeichnete man sie nach dem lateinischen Wort für »gelb« (flavus) als (Bio-)Flavonoide.

Was die Orange und die Zitrone gelb macht: Bioflavonoide, Farbstoffe, die lebenswichtige Aufgaben im menschlichen Organismus übernehmen.

Zitrusfrüchte bestechen nicht nur durch ihre wertvollen Inhaltsstoffe, sondern auch durch ihre leuchtenden Farben. Insgesamt sind sie echte Fitmacher.

Gesunder Blutkreislauf durch elastische Gefäße

Bioflavonoide sorgen für den einwandfreien Zustand der Kapillaren, der kleinsten, oft nur haarfeinen und millimeterbruchteildicken Blutgefäße. Sie tragen ganz entscheidend dazu bei, die Elastizität und gleichzeitig auch die Durchlässigkeit der Kapillarwände für die von den Zellen benötigten Substanzen in einer optimalen Ausgeglichenheit zu halten. Nur so können sie ihre wichtigen Aufgaben erfüllen.

Die Aufgabe der Kapillargefäße

Über die Kapillaren wird jede einzelne Körperzelle mit Sauerstoff, Hormonen, Nährstoffen und anderen lebenswichtigen Substanzen versorgt. Sie sind so eng, dass das Blut, das aus der Hauptschlagader des Herzes mit einer Geschwindigkeit von etwa 100 Zentimeter pro Sekunde schießt, dort auf unter zehn Zentimeter pro Sekunde abgebremst wird. Dabei sind ihre Wände so dünn, dass Sauerstoff und alle anderen mit dem Blut herangeschwemmten Substanzen nahezu ungehindert durch sie dringen können.

Allerdings zieht diese Winzigkeit auch nach sich, dass Kapillargefäße äußerst empfindlich und zerbrechlich sind. Umso wichtiger ist es, dass ihre Wände immer elastisch bleiben. Werden sie brüchig, kann es zu so genannten Hämorrhagien im Gehirn oder der Augennetzhaut kommen, winzigen Gewebeblutungen aufgrund einer Schwäche der Gefäßwände. Auch Zahnfleischbluten und häufige unerklärbare blaue Flecken unter der Haut sind darauf zurückzuführen.

Zitrusfrüchte schützen wirksam vor Krebserkrankungen. Eine wissenschaftliche Studie über die Ernährungsgewohnheiten in 27 Ländern ergab: Wo häufig Zitrusfrüchte auf dem Speiseplan stehen, kommt Magenkrebs viel seltener vor. Auch schwedische Wissenschaftler konnten die Krebs vorbeugende Wirkung bestätigen. Sie fanden heraus, dass bei Menschen, die täglich eine Zitrusfrucht essen, das Risiko, an Bauchspeicheldrüsenkrebs zu erkranken, um 50 bis 75 Prozent niedriger ist als bei Personen, die weniger als eine Zitrusfrucht pro Woche zu sich nehmen.

Bioflavonoide und Krebs

Bioflavonoide bremsen das Wachstum von Krebszellen, wie in Laborstudien herausgefunden wurde. Teilweise wurde die Krebsentwicklung sogar ganz gestoppt. Außerdem können sie Krebs auslösende Stoffe, wie z. B. freie Radikale, unschädlich machen. Allerdings wurden diese Erkenntnisse bislang nur durch so genannte in-vitro-Untersuchungen, also unter Laborbedingungen an Zellkulturen, belegt. Ob sie sich auf den lebenden Patienten (»in vivo«) übertragen lassen, ist noch ungeklärt.

Querzetin – der Star unter den Bioflavonoiden

Biostoff kontra Allergien und Entzündungen

Bei der Substanz Querzetin wurde ein entzündungshemmender und antiallergischer Effekt festgestellt – vergleichbar dem eines natürlichen Antihistaminikums. Die unangenehmen Beschwerden bei Entzündungen oder Allergien – Schwellungen, Brennen, Rötungen und Juckreiz – werden maßgeblich durch eine übermäßige Ausschüttung des Gewebehormons Histamin, das im Körper aus der Aminosäure Histidin gebildet wird, mitverursacht.

Medikamente, so genannte Antihistaminika, bremsen die Ausschüttung von Histamin und lassen die dadurch verursachten Symptome wieder abklingen. Das Bioflavonoid Querzetin vermindert gleichzeitig die Bildung und, ähnlich wie die synthetischen Medikamente, die Ausschüttung von Histamin im Organismus.

Waffe im Kampf gegen Viren

Einige Bioflavonoide, darunter mit am stärksten das Querzetin, verfügen auch über antivirale Eigenschaften. Das konnte in Laborversuchen an verschiedenen Viren nachgewiesen werden. Wissenschaftliche Studien, die im Tierversuch mit von unterschiedlichen Viruserkrankungen befallenen Tieren durchgeführt wurden, kamen zu demselben Ergebnis über die antiviralen Fähigkeiten von Querzetin.

Vorbeugend gegen den grauen Star

Querzetin kann erheblich dazu beitragen, die Entstehung von grauem Star als Folge der Zuckerkrankheit zu verhindern. Ursache des grauen Stars bei Diabetes mellitus ist eine Anhäufung des im Rahmen des gestörten Zuckerstoffwechsels übermäßig entstehenden Sorbitols. Das liegt dann nicht nur im ganzen Körper in erhöhter Konzentration vor, sondern auch an den Augenlinsen. Angeregt wird die Sorbitolbildung durch das Enzym Aldosereduktase.

Die hohe Sorbitolkonzentration an den Augenlinsen bewirkt, dass Gewebeflüssigkeit in die Linsenzellen eindringt und gleichzeitig aus dem Inneren dieser Zellen wichtige Aminosäuren, Vitamine, Mineralien

Bei allen Allergien kann der regelmäßige Verzehr von Zitronen – einschließlich der weißen Innenschale – lindernd wirken und die übermäßige Histaminausschüttung im Organismus bremsen.

21

und andere Nährstoffe nach außen verdrängt. Diese aber tragen ganz wesentlich zum Schutz und zur Regeneration der empfindlichen Linsenzellen bei, die durch das Defizit jetzt viel anfälliger für Schädigungen sind. Die körpereigenen Reparaturmechanismen fallen aus, und langfristig werden die sensiblen Proteinfasern der Linsen immer trüber. Querzetin aber kann die Aktivität des die Sorbitolproduktion anregenden Enzyms Aldosereduktase bremsen und beugt auf diese Weise der Entstehung von grauem Star vor.

Der graue Star kommt bei älteren Menschen so häufig vor, dass die Krankheit fast als Teil des normalen Alterungsvorgangs betrachtet wird. Durch den schleichenden Verlust der Sehschärfe und die Schmerzlosigkeit des Vorgangs wird die Linsentrübung oft erst in fortgeschrittenem Stadium bemerkt.

Querzetin hemmt Diabetes mellitus

Querzetin kann einem Fortschreiten der Zuckerkrankheit entgegenwirken, indem es die Beta-Zellen der Bauchspeicheldrüse, in denen das zum Zuckerstoffwechsel notwendige Hormon Insulin produziert wird, vor Schäden durch freie Radikale schützt. Darüber hinaus regt es die bei Diabetes mellitus eingeschränkte Produktion von Insulin an.

Wofür Bioflavonoide noch sorgen

▶ Bioflavonoide wirken als natürliche Vitaminverstärker, da sie bei der Abwehr von freien Radikalen geschwächtes Vitamin C regenerieren können. Sie intensivieren überdies die Wirkung des Vitamin C im Körper um das 20- bis 50fache und sorgen dafür, dass es nicht so schnell aus dem Organismus ausgeschieden wird.

▶ Verschiedene Studien legen außerdem die Vermutung nahe, dass Bioflavonoide selbst direkt in die Abwehr freier Radikale eingreifen und die Zellen vor Schäden bewahren.

▶ Bioflavonoide schützen vor Herzinfarkt und Schlaganfall, indem sie das Zusammenklumpen von Blutplättchen verhindern und so einem lebensgefährlichen, gefäßverschließenden Blutpfropfen vorbeugen. Gleichzeitig halten sie die Gefäßwände elastisch und frei von Ablagerungen.

▶ Bioflavonoide unterbinden den durch Bakterien ausgelösten Fäulnisprozess in Lebensmitteln und können auf diese Weise Lebensmittelvergiftungen durch den Verzehr solcher Speisen vorbeugen. Es wird vermutet, dass sie dabei über einen ähnlichen Wirkmechanismus verfügen wie Antibiotika.

▶ Bioflavonoide schützen die Hautzellen vor freien Radikalen, einige können sich an kollagene Fasern anheften und halten so das Bindegewebe elastisch.

Pektine

Zitronen gehören mit zu den pektinreichsten Früchten überhaupt. Allein das Gewebe ihrer Schalen setzt sich zu rund 30 Prozent aus Pektinen zusammen. Wer in den Genuss dieser Stoffe kommen und durch regelmäßigen Verzehr zur Vorbeugung von Herz-Kreislauf-Leiden und Darmkrebs beitragen möchte, sollte am besten Zubereitungsformen wählen, bei denen die Schalen mitverwendet werden.

Mit Ballaststoffen richtig verdauen

Pektine sind fester Bestandteil in den Wänden aller Pflanzenzellen und gehören zur großen Gruppe der Ballaststoffe, die wichtig sind für das reibungslose Funktionieren der menschlichen Verdauung. Der Darm, durch den sich die gesamte Nahrung schiebt, wird im Wesentlichen in zwei Abschnitte unterteilt: den Dünn- und den Dickdarm. Vom Magen aus gelangen die Speisen zuerst in den Dünndarm, in dem der Nahrungsbrei in seine Grundsubstanzen aufgespalten wird. Die einzelnen Bestandteile werden vom Blut aufgenommen und in alle Teile des Körpers transportiert.

Pektine waren früher jeder Hausfrau als Küchenhelfer wohl bekannt: Sie sind dafür verantwortlich, dass die Marmelade nach dem Einkochen fest wird und geliert. Deshalb setzt man pektinarmen Früchten wie z. B. Himbeeren oder Kirschen beim Geleekochen aus Äpfeln gewonnenes Pektin zu.

Pflanzenfasern halten den Darm gesund

An den Dünndarm schließt der Dickdarm an. Seine Aufgabe ist es, dem Nahrungsbrei Wasser zu entziehen und ihn einzudicken. Außerdem werden vom Dickdarm Mineralstoffe und Vitamine herausgelöst und in den Blutkreislauf eingeleitet. Anschließend wird der Nahrungsbrei weitergeleitet und ausgeschieden. Unerlässlich sind dabei die Ballaststoffe, die den Nahrungsbrei geschmeidig halten, die Darmmuskulatur zu verstärkter Bewegung anregen und so die gesamte Verdauung beschleunigen. Diese Pflanzenfasern, darunter auch Pektine, kann der Körper nicht verdauen – sie werden beinah unverändert wieder ausgeschieden. Und mit ihnen auch Schadstoffe wie z. B. Umweltgifte, Stoffwechselrückstände oder sogar Krankheitserreger.

Die Wirkung im menschlichen Organismus

▶ Pektine regen beim Essen an, dass sich rasch ein Sättigungsgefühl einstellt. Wer eine an Pektinen reichhaltige Nahrung, z. B. mit vielen Zitronenrezepten, auswählt, beugt auf angenehme Weise Übergewicht vor – ohne quälendes Hungergefühl.

▶ Pektine unterstützen die Arbeit der Bauchspeicheldrüse und kurbeln die Produktion von Gallenflüssigkeit an.

Neben Zitronen enthalten folgende Früchte besonders reichlich Pektine: Äpfel, Quitten, Johannisbeeren, Stachelbeeren, Preiselbeeren und Pomelos.

▶ Pektine scheinen Umweltgifte, Stoffwechselrückstände sowie Viren und Bakterien an sich zu saugen und festzuhalten, bis sie mit ihnen vom Körper durch die Verdauung wieder ausgeschieden werden. Vermutlich ist auf dieses Verhalten auch die im Tierversuch nachgewiesene Eigenschaft von Pektinen zur Verhütung von Darmkrebs zurückzuführen. Wissenschaftler am Health Science Center der Universität Texas/USA konnten feststellen, dass bei Ratten, die eine besonders pektinreiche Nahrung erhielten, das Risiko, an Dickdarmkrebs zu erkranken, um 50 Prozent verringert war.

▶ Pektine schützen vor Herz-Kreislauf-Leiden, denn sie halten bei regelmäßigem Verzehr das schädliche LDL-Cholesterin im Organismus auf einem niedrigen Level. Diese Fettsubstanz ist in erster Linie verantwortlich für die Bildung von Ablagerungen in den Gefäßen, die zu Infarkten oder Schlaganfällen führen können.

Pektin als natürlicher Cholesterinregulator

Pektine tragen entscheidend zur Senkung des Cholesterinspiegels bei. Das konnte mittlerweile durch verschiedene wissenschaftliche Studien untermauert werden, u. a. auch am Institut für Physiologie der Paul-Sabatier-Universität in Toulouse/Frankreich.

30 Personen, die an einer Testreihe teilnahmen, mussten täglich zwei Äpfel essen – ebenfalls reichhaltige Pektinlieferanten. Nach einem Monat stellten die Ärzte fest, dass bei einer Person der Cholesterinspiegel um 30 Prozent, bei zwölf Personen um zehn Prozent und bei weiteren zwölf Personen zwischen fünf und zehn Prozent gesunken war. Zu einem noch besseren Ergebnis kamen Forscher der Universität von Florida/USA bei ähnlichen Versuchen.

Zitronensäure

Der Gehalt an Zitronensäure in jeder Zitrone liegt bei etwa sieben Prozent – daher kommt ihr saurer Geschmack. Die Säure schützt sie aber auch vor zu schneller Fäulnis. Diese konservierende Wirkung hält allerdings nicht sehr lange an. Im menschlichen Organismus sorgt Zitronensäure durch ein raffiniertes Zusammenspiel mit anderen Säuren und Enzymen für eine gesunde und reibungslose Verdauung.

Regt die Magensäfte an

Zitronensäure ist, im Gegensatz zu anderen Säuren wie z. B. der Salzsäure, eine relativ milde Säure, die zu schwach ist, um selbst Nahrungsbestandteile aufzuspalten. Gelangt Zitronensäure jedoch, etwa mit dem Fleisch der Zitronen oder im reinen Zitronensaft, in den Magen, unterstützt sie trotzdem den dort stattfindenden ersten Schritt der Nahrungsmittelverdauung, indem sie die Produktion der dafür notwendigen Salzsäure anregt.

Die Verdauung wird vorbereitet

Etwa zehn Sekunden nach dem Kauen gelangt das Essen durch die Speiseröhre in den Magen. Dort produzieren rund fünf Millionen winzige Drüsen in der Magenwand Verdauungsenzyme und bis zu drei Liter Salzsäure täglich, die die Nahrung zersetzen und für die anschließende Verdauung im Darm vorbereiten. Die Salzsäure wiederum regt im Magen die Produktion des Enzyms Pepsin an, das die Eiweißbestandteile der Nahrung aufspalten kann.

Kommen die Drüsen in den Magenwänden mit Zitronensäure in Kontakt, werden sie derart stimuliert, dass die Salzsäureproduktion zunimmt. Dies zieht wiederum eine vermehrte Bildung von Pepsin nach sich. Über diesen Umweg unterstützt und fördert die Zitronensäure die Tätigkeit des Magens und leistet damit die Vorarbeit für eine reibungslose Verdauung.

Halbiert man eine Zitrone und möchte eine Hälfte für die spätere Verwendung aufheben, ist die Zitronensäure allein in der Regel zu schwach, die ungeschützte Schnittstelle über längere Zeit vor Fäulnis zu schützen. Wird sie jedoch von Essigsäure unterstützt, bleibt die Zitronenhälfte problemlos einige Tage lang frisch. Dazu die Schnittfläche einfach nur mit etwas Essig bestreichen.

Vorbeugen mit der Kraft der Zitrone

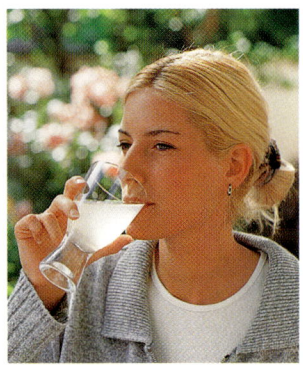

Wer Zitronen regelmäßig zu sich nimmt, tut eine Menge für seine Gesundheit.

Mit zum Faszinierendsten und zugleich Kompliziertesten, was von der Natur jemals geschaffen wurde, gehört das menschliche Immunsystem. Ein Milliardenheer wachsamer Soldaten in Form von Abwehrzellen sorgt rund um die Uhr dafür, bestimmte Krankheitsverursacher innerhalb des Körpers – wie etwa Krebszellen – zu beseitigen und krank machende Eindringlinge – wie z. B. Viren, Bakterien oder Pilze – abzuwehren. Denn gelingt es denen erst einmal, in den menschlichen Organismus vorzudringen, bietet der ihnen sozusagen ein Schlaraffenland dar, das ihnen ermöglicht, sich beinah grenzenlos zu vermehren und fortzupflanzen – bis der Körper im Extremfall durch Krankheit so weit geschwächt ist, dass er stirbt.

Deshalb ist ein gut funktionierendes Immunsystem der Garant für Ihre Gesundheit. Die Zitrone mit ihren vielen Nähr- und Aufbaustoffen hilft Ihnen dabei, Ihre körpereigenen Abwehrkräfte zu stimulieren und damit Krankheiten vorzubeugen – auf ganz natürliche Weise.

Der tägliche Kampf des Körpers

Krankheitserreger lauern in der gesamten Umgebung des Menschen. Sie schweben in der Luft, um eingeatmet zu werden und über die Schleimhäute der Nase oder in der Lunge in den Körper zu gelangen. Sie sitzen auf Gegenständen und Kleidungsstücken, um nach einer Berührung die Haut durch offene Wunden, selbst wenn sie nur winzig klein sind, zu durchdringen. Oder sie nisten sich in der Nahrung ein, um ganz einfach geschluckt zu werden.

Jeder Quadratmillimeter des Körpers wird ständig attackiert – und in vielen Fällen gelingt es den Angreifern auch, die erste Barriere zu überwinden. Ist das Immunsystem intakt, haben die Erreger jedoch kaum eine Chance, sich dauerhaft breit zu machen.

Die Allgegenwart von Krankheitserregern führt bei manchen Menschen zu einer regelrechten Mikrobenphobie. Unser Organismus ist von Natur aus gut darauf eingerichtet, schädliche Keime abzuwehren. Diese Funktionen zu unterstützen ist wichtiger, als mit Desinfektionsmitteln einen sinnlosen Kampf gegen jeden Keim zu führen.

Die Schlacht gegen die Erreger

Bei einem gut funktionierenden Immunsystem werden Eindringlinge frühzeitig erkannt und beseitigt. Fresszellen, so genannte Makrophagen, die ständig im Gewebe auf der Suche nach Eindringlingen patrouillieren, stürzen sich auf sie, sobald sie ihnen begegnen. Unterstützung erhalten die Makrophagen, die hauptsächlich an der vordersten Front ihren Dienst verrichten, dann von den so genannten T-Lymphozyten. Damit wird erreicht, dass Eindringlinge, die sich tiefer in den Organismus einschleichen konnten, ebenfalls beseitigt werden. Stürzten sich während des ersten Abwehrversuchs noch einzelne Fresszellen auf die Eindringlinge, organisieren nun die T-Lymphozyten einen gezielten Abwehrschlag des gesamten Immunsystems. Hilfe bekommen T-Lymphozyten dabei von den so genannten B-Lymphozyten. Diese bilden Antikörper, die sich gezielt auf die Eindringlinge stürzen, sich an sie anhängen und sie dadurch verklumpen. Auf diese Weise wird den Angreifern ihre Beweglichkeit genommen. Sie können nicht mehr vor den Fresszellen flüchten und werden von ihnen wirkungsvoll unschädlich gemacht.

T-Lymphozyten sind gleichzeitig auch das »Archiv« des Immunsystems. Sie verfügen über ein »Gedächtnis«, in dem sämtliche bekannte Angreifer lebenslang gespeichert sind. Über neue, die im Lauf der Zeit einzudringen versuchen, werden »Akten« angelegt, damit sie bei späteren Angriffsversuchen sofort erkannt und ausgeschaltet werden können.

Krankheitsverursacher – von außen und von innen – haben nur dann eine Chance, sich durchzusetzen, wenn die Abwehrkräfte geschwächt sind.

Auch von innen droht Gefahr

Ähnlich wie bei fremden Eindringlingen funktioniert die Abwehr, wenn die Krankheitsverursacher aus dem Körper kommen. Das ist beispielsweise bei Krebszellen der Fall. Sie sind eigentlich »normale« Körperzellen, die entartet sind und sich deshalb grenzenlos teilen. Manche von ihnen werden allerdings von der Abwehr nicht erkannt, weil sie sich tarnen und das Aussehen gesunder Zellen annehmen. In diesen Fällen kann der Tumor ungehindert wachsen. Ein stabiles Immunsystem wird jedoch kaum überlistet werden können.

Testen Sie selbst – wie fit ist Ihr Immunsystem?

1) Haben Sie bei Erkältungen oft gleichzeitig Fieber?

☐ Fast immer (3)

☐ So gut wie nie (5)

☐ Manchmal, wenn die Erkältung schlimmer ist (1)

Makrophagen gehen mit den körperfremden Angreifern nicht zimperlich um. Sie machen sie unwirksam, indem sie sie zerlegen. Einzelne Teile werden verschluckt, andere an die Außenhaut der Makrophagen geklebt, um mit diesen »Trophäen« den Abwehrzellen der zweiten Verteidigungslinie das Aussehen der Feinde mitzuteilen.

2) Essen Sie viel frisches Obst?

☐ Täglich (1)

☐ Ab und zu (3)

☐ Selten (5)

3) Dauert es lange, bis Ihre Wunden verheilen, wenn Sie sich verletzt, z. B. geschnitten oder aufgekratzt, haben?

☐ Sie sind binnen weniger Tage verschwunden (1)

☐ Ja, wesentlich länger als bei anderen (5)

☐ Normal (3)

4) Wie oft pro Woche gehen Sie für mindestens 20 Minuten spazieren?

☐ Mehr als fünfmal (1)

☐ Drei- bis viermal (3)

☐ Weniger als zweimal (5)

5) Führen Sie nach Ihrer eigenen Einschätzung ein ausgewogenes, zufrieden stellendes Sexualleben?

☐ Klar, ich könnte es mir nicht schöner vorstellen (0)

☐ Abgesehen von wenigen Einbrüchen schon (2)

☐ Es könnte besser sein (5)

6) Leiden Sie unter einer Allergie?

☐ Ja, und zwar erheblich (5)

☐ Nur schwach (3)

☐ Nein (1)

7) Wie viele Stunden Schlaf haben Sie nachts im Durchschnitt?

☐ Weniger als sechs Stunden (5)

☐ Sechs bis acht Stunden (1)

☐ Mehr als acht Stunden (3)

8) Haben Sie oft dieses Gefühl: Der Tag beginnt am Morgen mit Hektik und endet damit am Abend?

☐ Nie (1)

☐ Manchmal (3)

☐ Häufig (5)

9) Welche Fleischsorten bevorzugen Sie üblicherweise bei der täglichen Speisenzusammenstellung?

☐ Fisch und Geflügel (1)

☐ Schwein (5)

☐ Rind und Lamm (3)

10) Wenn Sie sich ärgern: Können Sie Ihrem Zorn lautstark Luft machen, statt ihn hinunterzuschlucken?

☐ Nur, wenn mich etwas über die Maßen aufregt (3)

☐ Nein, damit habe ich große Probleme (5)

☐ Klar, und danach ist die Wut weg (1)

11) Wie zufrieden sind Sie mit Ihrer Wohnsituation: Fühlen Sie sich wohl oder wären Sie lieber woanders?

☐ Es ist unerträglich, aber ich kann mir einfach keine andere Wohnung leisten (5)

☐ Im Großen und Ganzen ist es in Ordnung (3)

☐ Ich könnte es mir nicht besser vorstellen (1)

12) Nehmen Sie häufig Antibiotika, Mittel gegen rheumatische Beschwerden oder Kortison?

☐ Sehr oft oder regelmäßig (5)

☐ In meinem Leben bislang nur einige wenige Male (1)

☐ Manchmal, aber nicht regelmäßig, eher selten (3)

Das Aussehen bestimmter Erreger ist dem Immunsystem schon von Geburt an bekannt. Diese Informationen sind in der Thymusdrüse gespeichert, die etwa die Größe einer Faust hat und oberhalb des Herzes hinter dem Brustbein sitzt.

Auswertung des Tests

Bis 19 Punkte

Keine Sorge, Ihr Immunsystem lässt Sie nicht im Stich. Krankheitserreger dürften es vor kein allzu großes Problem stellen. Das zeigt sich schon daran, dass kleinere Bagatellerkrankungen wie Erkältungen meistens rasch überwunden sind. Wenn Sie weiterhin auf Ihre Ess- und Lebensgewohnheiten achten, viel frisches Obst – allen voran Zitronen mit ihrem hohen Vitamin-C-Gehalt – und Gemüse auf Ihrem täglichen Speiseplan stehen haben, bleibt auch Ihre körpereigene Abwehr so stabil, und Sie haben nichts zu befürchten.

20 bis 39 Punkte

Ihre Abwehrkräfte sind zwar nicht ausdrücklich geschwächt, allerdings auch nicht besonders stark. Wenn Sie jetzt nicht aufpassen, kann es passieren, dass schon eine Kleinigkeit genügt, um sie in die Knie zu zwingen. Das könnte sich dadurch abzeichnen, dass normale Erkältungen gravierender verlaufen als früher oder dass Sie nachts schlecht schlafen. Diese ersten Anzeichen einer beginnenden Immunschwäche sollten Sie ernst nehmen. Versuchen Sie, Ihre körpereigenen Abwehrkräfte wieder zu mobilisieren, z. B. mit einer Zitronenkur.

Ab 40 Punkte

Die ersten Warnsignale für eine beginnende Immunschwäche haben Sie bereits übersehen. Ihre Abwehrkräfte sind zwar noch nicht vollkommen aufgerieben, aber Sie sollten unbedingt etwas unternehmen, um sie zu stärken – am besten hilft als erster Powerschub eine Zitronenkur (siehe Seite 33).

Danach sollten Sie aber unbedingt Ihre Lebens- und Essgewohnheiten überprüfen. Arbeiten Sie zu viel? Dann versuchen Sie, Entspannungsmethoden zu finden und Erholungsphasen fest einzuplanen. Essen Sie zu fett, zu schnell, zu viel, zu ungesund? Probieren Sie doch öfter mal etwas Neues – z. B. Rezepte mit Zitrone – aus. Achten Sie darauf, bewusster zu kauen und Genussgifte zu reduzieren. Noch ist es nicht zu spät, Ihr Immunsystem zu retten.

Dass Stress und Kummer das Immunsystem schwächen, ist allgemein bekannt. Aber auch an sich gesunde Einflüsse wie sportliche Betätigung oder Sonnenbäder können, im Übermaß genossen, die Körperabwehr herabsetzen.

Mit Zitrone die Abwehr stärken

In der gelben Frucht stecken viele Stoffe, die für ein gut funktionierendes Immunsystem sorgen. In erster Linie kommen hier die Bioflavonoide – davon ganz besonders Rutin und Hesperidin – in Kombination mit dem natürlichen Vitamin C der Zitrone zum Einsatz. Zusammen bilden sie eine optimale Unterstützung der Körperabwehr.

Vitamin C und Bioflavonoide in Teamarbeit

Vitamin C beseitigt Abwehrschwäche und beugt ihr vor, wobei es durch die Bioflavonoide in seiner Wirkung noch verstärkt wird. Außerdem sorgen die Bioflavonoide dafür, dass der Vitamin-C-Spiegel in den einzelnen Körperzellen auf einem hohen Niveau gehalten wird. Dadurch entstehen wichtige Vitamin-C-Depots im ganzen Organismus – Millionen von »Tankstellen« für die Zellen des Abwehrsystems, die Vitamin C für ihre Arbeit so dringend brauchen wie das Auto Benzin zum Fahren. Ohne Vitamin C wären die Abwehrzellen hilflos gegen Eindringlinge und wachsende Krebszellen.

Die meisten Tiere haben es leichter: Sie können Vitamin C selbst in ihrem Körper erzeugen. Nur der Mensch, einige Affenarten sowie Vögel, Fische und Meerschweinchen müssen den Biostoff mit der Nahrung aufnehmen.

Der frisch gepresste Saft der Zitrone lässt sich nicht nur pur genießen. Man kann damit auch seinen Speiseplan verfeinern. So werden die verschiedensten Gerichte köstlich und gesund zugleich.

Vitamin C hilft im Kampf gegen freie Radikale

Makrophagen bedienen sich während ihres Kampfes gegen Krankheitserreger der ansonsten für den Organismus schädlichen freien Radikale: Begegnen Makrophagen auf ihrem Streifzug durch den Körper freien Radikalen, schlucken sie diese und schließen sie in ihrem Inneren ein. Dort hüpfen sie wie Pingpongbälle in einem geschlossenen Raum hin und her, von einer Wand zur anderen. Treffen die Makrophagen nun unterwegs noch auf Krankheitserreger, schlucken sie auch diese und setzen sie in ihrem Bauch dem Beschuss der dort herumschnellenden freien Radikale aus, die die Krankheitserreger ziemlich schnell in Grund und Boden schießen – nämlich sie zerkleinern und dadurch unschädlich machen.

Vitamin C hat die Eigenheit, dass der Spiegel im Körper schon kurz nach der Einnahme rasch ansteigt, bald seinen Höhepunkt erreicht und dann auch schnell wieder absinkt. Damit der Spiegel auf einem relativ konstant hohen Niveau bleibt, muss das Vitamin in kurzen und regelmäßigen Abständen zugeführt werden.

Um sich selbst und ihre eigenen Wände vor dem Einfluss der freien Radikale in ihrem Inneren zu schützen, benötigen die Makrophagen Vitamin C. Sinkt die Vitamin-C-Konzentration in den Makrophagen unter eine bestimmte Grenze, werden deren Abwehrkräfte zunehmend schwächer, bis sie schließlich selbst zugrunde gehen. Sind viele Makrophagen von diesem Schicksal betroffen, so ist die erste Abwehrlinie des Organismus empfindlich geschwächt.

Die Arbeit der Lymphozyten wird unterstützt

Den entscheidenden Einfluss von Vitamin C auf Lymphozyten, die zweite Verteidigungslinie des Organismus, konnten neue medizinische Studien belegen: Auch in Lymphozyten liegt ein sehr hoher Vitamin-C-Spiegel vor. Werden die Lymphozyten nun herausgefordert, weil sie sich gegen Krankheitserreger zur Wehr setzen müssen, entwickeln sie eine stark gesteigerte Aktivität, während der sie das in ihnen gespeicherte Vitamin C besonders schnell verbrauchen. Wird auch hier eine kritische Grenze unterschritten und tritt deshalb ein Vitamin-C-Mangel auf, erlahmen die Lymphozyten, werden zunehmend schwächer und uneffektiver, bis sie schließlich am Vitamin-C-Mangel zugrunde gehen. Dann ist auch die zweite Abwehrlinie des Körpers so geschwächt, dass die Krankheitserreger ein leichtes Spiel haben.

Fit mit der Zitronenkur

Um die Abwehrkräfte zu stärken, sollten Sie zweimal im Jahr für je-weils sechs Wochen eine Zitronenkur machen. Empfehlenswert dazu sind Herbst und Frühjahr. Vor der kalten und nassen Jahreszeit kön-nen Sie so wirksam Erkältungskrankheiten vorbeugen. Im Frühling gibt die Kur neue Energie und macht winterblasse Haut fit für die Sonne. Sie können sie aber auch immer dann anwenden, wenn Sie das Gefühl haben, Ihr Immunsystem ist angeschlagen. Für die Kur benöti-gen Sie täglich sechs Zitronen und ein 100-Milliliter-Tropffläschchen aus der Apotheke. Das Fläschchen sollte aus braunem Glas sein, um den Zitronensaft vor schädlichen Lichteinwirkungen zu schützen.

Folgende Symptome kön-nen Hinweise für ein geschwächtes Immun-system sein: anhaltendes »Kränkeln«, z. B. ständig wiederkehrende Erkäl-tungen oder andere Infek-tionskrankheiten, hart-näckige Pilzinfektionen, etwa an den Nägeln, an den Geschlechts- oder an inneren Organen, ständige Müdigkeit und Abge-spanntheit, nachlassende Belastbarkeit und Kon-zentrationsstörungen sowie übermäßiges Schlafbedürfnis.

Und so wird's gemacht

▶ Geben Sie am Morgen den ausge-pressten Saft von 1 Zitrone zusam-men mit 1 Esslöffel Zitronenessig (siehe Seite 84) auf 1 Glas lauwar-mes Wasser, und trinken Sie es schluckweise zum Frühstück.

▶ Halbieren Sie 1 Zitrone, und schälen Sie eine Hälfte so, dass die weiße Unterhaut am Fruchtfleisch bleibt. Schneiden Sie sie dann in Scheiben, und essen Sie diese zum Frühstück. Heben Sie die zweite Hälf-te der Zitrone noch mit Schale bis zum Abend auf. Damit sie besser haltbar ist, sollten Sie die Schnitt-fläche mit Zitronenessig bestreichen.

▶ Pressen Sie 3 weitere Zitronen aus, und füllen Sie den Saft zusam-men mit 2 Esslöffeln Zitronenessig in das Tropffläschchen. Der Zitronen-essig versorgt Sie mit wertvollen Mineralstoffen und Spurenelemen-ten, gleichzeitig macht er das Vitamin C im Zitronensaft haltbar. Von diesem Gemisch nehmen Sie über den Tag verteilt jede Stunde 15 bis 20 Tropfen ein, so dass die gesamte Menge bis zum Abend verbraucht wird. Achten Sie darauf, die Zeitabstände einzuhalten!

▶ Führen Sie mit der sechsten Zitro-ne dieselbe Saft-Essig-Wasser-An-wendung wie morgens durch. Essen Sie die zweite, vom Frühstück aufbe-wahrte Zitronenhälfte (Zubereitung wie für das Frühstück).

▶ Bevor Sie das Fläschchen am nächsten Tag wieder mit Saft füllen, sollten Sie es mit heißem Wasser ohne Spülmittel auswaschen.

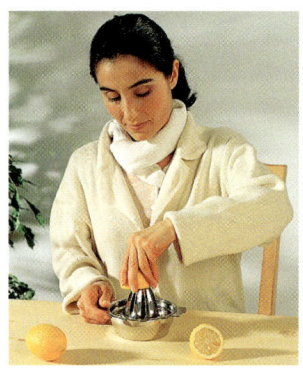

Zitronen sind ein vielfältig einsetzbares Hausmittel.

Krankheiten heilen von A bis Z

Die Zitrone liefert viele Nährstoffe zur Krankheitsprophylaxe und für die Linderung zahlreicher Beschwerden. Sie können die Zitrone sowohl innerlich als auch äußerlich anwenden. Egal, ob als Tee oder Saft, als Auflage, Wickel oder Bad – nutzen Sie das Powerpaket Zitrone als natürliches Heilmittel!

Hinweise zur Anwendung von Zitrone

Alle Zitrusöle wirken auf der Haut fotosensibilisierend, d. h. es können Pigmentstörungen oder Ausschläge durch erhöhte Lichtempfindlichkeit entstehen. Deshalb niemals Zitronenöl vor einem Sonnenbad auf ungeschützte Hautstellen geben!

▶ Einreibungen der Haut mit Zitronenöl- oder Zitronensaftzubereitungen sowie der Verzehr von Zitronensaft oder Fruchtfleisch sollten bei Kindern unter zwei Jahren unterbleiben. Ihre Haut sowie ihr Magen-Darm-System sind noch zu empfindlich dafür. Bei älteren Kindern sollten die Anwendungen mit Vorsicht vorgenommen werden.

▶ Zitronenöl ist wie alle ätherischen Öle eine hoch konzentrierte Pflanzenessenz. Wegen seiner starken Wirksamkeit wird es sehr sparsam eingesetzt, in den meisten Fällen genügen wenige Tropfen. Es sollte nie unverdünnt auf die Haut oder Schleimhaut gelangen. Für Voll- oder Teilbäder wird Zitronenöl gründlich mit etwas Honig oder Sahne verrührt, weil es sich dann besser im Wasser verteilt und nicht in Tröpfchen auf der Oberfläche schwimmt.

▶ Kommt Zitronensaft mit wunder Haut in Berührung, tritt oft ein etwas unangenehmes Brennen auf. Die Beschwerden lassen in der Regel aber schon nach sehr kurzer Zeit nach.

▶ Bei allen Anwendungen, die Teile der äußeren Zitronenschale benötigen, sollten die Zitronen aus dem Bioladen bezogen werden. Damit wird der Kontakt mit schädlichen Chemikalien, mit denen die Zitronen eventuell behandelt wurden, vermieden. Am besten ist es, grundsätzlich nur unbehandelte Biozitronen zu verwenden.

Akne (Acne vulgaris)

Ursachen und Beschwerden

Akne ist eine chronische Hauterkrankung, die überwiegend Jugendliche vor oder während der Pubertät befällt – hauptsächlich im Gesicht, am Hals, in der Mitte der Brust, an den Schultern und im oberen Rückenbereich. Eine verstärkt angeregte Hormonproduktion, in erster Linie von Testosteron, führt zu einer vermehrten Bildung von Sekret in den Talgdrüsen der Haut. Gleichzeitig ist der Drüsenausgang an der Hautoberfläche verstopft, so dass der Talg nicht abfließen kann, sondern sich unter der Haut im Talgbeutel ansammelt. Dieser schwillt immer mehr an, wird größer und größer und sucht sich einen Weg nach außen durch die Haut.

Als erstes ist nur ein kleiner Pickel in Form eines schwarzen Pünktchens sichtbar. Häufig entzünden sich nach wenigen Tagen die Pickel, werden rot und jucken. Wird dann daran gekratzt, platzen sie auf, und die im Talg enthaltenen Entzündungserreger (Fettsäuren) werden in die umliegende Haut freigesetzt – die Akne breitet sich aus, es entstehen die typischen Aknepusteln. Durch das Aufkratzen kommt es leicht zu Infektionen, die manchmal hässliche Narben hinterlassen.

So hilft Zitrone bei Akne

Waschungen mit Zitronen-Honig-Wasser

Zubereitung: Kochen Sie 1 Liter Leitungswasser ab, so dass es keimfrei wird. Lassen Sie das Wasser bis auf unter 40 °C abkühlen. Lösen Sie nun 2 Esslöffel Honig darin auf, und geben Sie den frisch gepressten Saft von 1 Zitrone zu.

Anwendung: Mit diesem Zitronen-Honig-Wasser waschen Sie die von Akne betroffenen Hautstellen ab. Bitte gehen Sie dabei äußerst vorsichtig zu Werke, und achten Sie darauf, dass keine Aknepickel aufplatzen. Sie sollten diese Waschungen 2-mal täglich durchführen – am besten morgens und abends.

Früher glaubte man, dass der Verzehr von Schokolade oder scharfen Gewürzen die Akne verschlimmern würde. Heute halten die meisten Hautärzte ein Verbot von Süßigkeiten oder eine spezielle Diät für überflüssig.

Zitronen-Nachtkerzen-Öl zur Hautpflege

Zubereitung: Für die Ölmischung benötigen Sie 50 Milliliter Jojobaöl sowie 15 Tropfen naturreines Zitronenöl und 15 Tropfen Nachtkerzenöl. Geben Sie dem Jojobaöl die beiden anderen Öle zu, und verrühren Sie die Mischung gut.

Anwendung: Massieren Sie das Zitronen-Nachtkerzen-Öl nach jedem Waschen mit dem Zitronen-Honig-Wasser morgens und abends in die betroffenen Hautstellen ein. Die Einreibung sollte mit sanften, kreisenden Bewegungen stattfinden und ungefähr 5 bis 10 Minuten lang dauern. Es ist wichtig, dass das Einmassieren nicht kürzere Zeit erfolgt (lieber länger), da das Öl unter den sanften Bewegungen durch die Gänge der Talgdrüsen bis in die Talgbeutel eindringen soll. Dort drosselt es die Talgproduktion und dämmt dank seiner desinfizierenden Wirkung die Entzündung ein. Lassen Sie nach dem Einmassieren das Öl für weitere 10 Minuten einwirken, und tupfen Sie dann mit einem sauberen Papiertaschentuch das noch auf der Hautoberfläche verbliebene Öl ab. Das wird anfangs relativ viel sein, da noch keine bedeutende Menge in die Haut und die Drüsengänge eindringt, mit jeder Anwendung aber weniger werden. Führen Sie die Massagen kurmäßig über einen Zeitraum von 3 bis 4 Wochen durch.

Auch die Aknehaut braucht Schutz vor Witterungseinflüssen und darf nicht zu rigoros entfettet werden. Meiden Sie deshalb stark alkoholhaltige Gesichtswässer bzw. betupfen Sie damit ausschließlich die entzündeten Stellen.

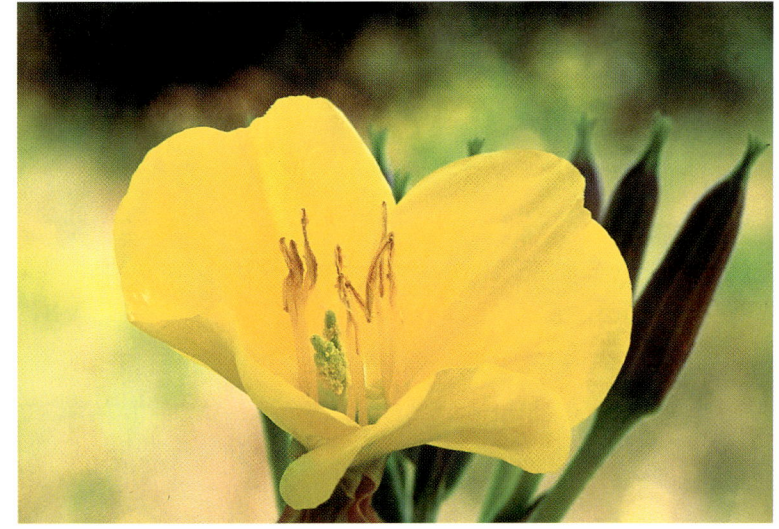

Die seltene Gamma-Linolensäure macht das Öl der Nachtkerze zu einem wertvollen Heilmittel. Besonders bei Hautproblemen wird es mit großem Erfolg eingesetzt.

36

Aphthen (Mundgeschwüre)

Ursachen und Beschwerden

Aphthen sind kleine, ovale Geschwüre auf der Mundschleimhaut, die im ganzen Bereich der Mundhöhle und auf der Zunge auftreten können. In der Mitte sind sie meistens leicht bis stark gräulich, der äußere Rand ist von einem roten Ring umgeben. Statistisch hat jeder Fünfte zumindest einmal im Leben mit Aphthen zu tun, meistens treten sie jedoch zwischen dem 10. und 40. Lebensjahr auf. Frauen trifft es häufiger als Männer. Die Auswirkungen von Aphthen sind äußerst unangenehm, fast immer sogar ziemlich schmerzhaft – insbesondere dann, wenn sie berührt werden, z. B. beim Essen. Verursacht werden die Mundgeschwüre überwiegend durch Viren. Ansonsten können Aphthen durch Verletzungen der Mundschleimhaut, etwa beim Zähneputzen oder wenn man sich aus Versehen selbst beißt, entstehen. Häufig kommen sie zum Ausbruch, wenn die Abwehrkräfte geschwächt sind, etwa weil man mit einer anderen Krankheit zu kämpfen hat oder unter starkem Stress steht. In der Regel heilen Aphthen nach ein bis zwei Wochen von selbst ab.

So hilft die Zitrone bei Aphthen

Die antibakteriellen und antiviralen Eigenschaften der Zitrone konnten mehrfach nachgewiesen werden. So können sie auch bei Aphthen dazu beitragen, dass die Heilung beschleunigt wird. Um das zu erreichen, sollten Sie mehrmals – mindestens 3-mal – täglich den frisch gepressten Saft von 1 ganzen Zitrone auf 1 Glas lauwarmes Wasser geben und die Mundhöhle gut damit spülen. Es muss allerdings davor gewarnt werden, dass die erste Berührung der Aphthen beim Spülen mit Zitronensäure einen brennenden Schmerz auslösen kann. Bei längerer Anwendung lässt er jedoch nach – und ist leicht zu ertragen, wenn man bedenkt, um wie viele Tage früher die Aphthen durch die Spülungen mit Zitronensaft abheilen.

Bei medizinischen Untersuchungen wurden in Aphthen auch schon Bakterien (Streptokokken) festgestellt, so dass vermutet wird, auch diese können in seltereren Fällen der Auslöser sein.

Besenreiser

Ursachen und Beschwerden

Besenreiser, allgemein auch als geplatzte Äderchen bezeichnet, treten etwa bei jeder zweiten Frau über 20 Jahre auf. Männer können, wenn auch seltener, ebenfalls davon betroffen sein. Im Grunde genommen stellen Besenreiser eher ein kosmetisches als ein gesundheitliches Problem dar, weil sie harmlos sind. Es handelt sich dabei um erweiterte kleine Venen in der Hautoberfläche, die als haarfeine blaue Linien zum Vorschein kommen. Bevorzugte Hautregionen sind die Wangen, die Nase sowie die Ober- und Unterschenkel.

Die Ursachen für das Auftreten von Besenreisern sind noch weitgehend unklar. Man vermutet jedoch, dass Veranlagung, übermäßiger Alkoholkonsum, häufige und ausgiebige Sonnenbäder und die Einnahme der Antibabypille eine Rolle dabei spielen.

Zitronen- und Zypressenöl eignen sich auch als Zusätze in Teilbädern, etwa wenn lediglich die Unterschenkel von Besenreisern betroffen sind. Dann muss die Dosis jedoch entsprechend verringert werden.

So hilft die Zitrone bei Besenreisern

Zitronenölmassage

Zitronenöl verfügt über gefäßstärkende Eigenschaften, die auch festigend auf die Wände erweiterter Venen wirken. Nehmen Sie täglich 2- bis 3-mal einige Tropfen Zitronenöl, verrühren Sie es in einem kleinen Schälchen mit 1 Esslöffel Jojoba-, Avocado- oder Mandelöl, und massieren Sie es in die von Besenreisern befallenen Hautregionen ein.

Gefäßregenerierendes Zitronenölbad

Geben Sie auf eine Badewanne mit 30 bis 34°C warmem Wasser 8 Tropfen Zitronenöl und 4 Tropfen Zypressenöl, die Sie zuvor mit 1 Esslöffel flüssigem Honig oder Sahne gründlich vermischt haben. Bleiben Sie für 15 bis 20 Minuten in der Wanne. Rubbeln Sie die Haut anschließend nicht mit dem Handtuch ab, sondern tupfen Sie sie sanft trocken. Achten Sie auch darauf, dass das Wasser nicht wärmer als 34°C ist, da es sonst zusätzlich erweiternd auf die Venen wirkt.

Blutdruck, hoher (Hypertonie)

Ursachen und Beschwerden

Mehr als jede dritte Frau und nahezu jeder zweite Mann über 40 Jahre leiden an Bluthochdruck – einer gefährlichen Zeitbombe, die langfristig zu Herzinfarkt und Schlaganfall führen kann. Die häufigste Ursache dafür ist Arteriosklerose, eine Verengung der Adern infolge Ablagerungen an den Gefäßwänden. Aber auch Nieren-, Drüsen- oder Herzkrankheiten sowie die Nebenwirkungen von Medikamenten können schuld an erhöhtem Blutdruck sein.

Doch alle diese Gründe zusammen treffen nur bei etwa fünf Prozent aller Bluthochdruckpatienten zu. In rund 95 Prozent kann trotz eingehender Untersuchungen keine Ursache festgestellt werden. In diesen Fällen sprechen die Ärzte von essenziellem Bluthochdruck, bei dem die genauen Gründe im Verborgenen bleiben.

Hinweis: Erhöhter Blutdruck muss ständig kontrolliert werden. Unterlassen Sie auch bei der Anwendung von Hausmitteln nicht die regelmäßigen Blutdruckmessungen. Bei stark erhöhtem Blutdruck sind meist noch zusätzliche Medikamente notwendig.

So hilft die Zitrone bei erhöhtem Blutdruck

Zitronenmilch

Geben Sie auf 1 Liter kalte Milch 3 gepresste Knoblauchzehen und 1 gehackte Zwiebel. Erwärmen Sie die Milch langsam bis zum Kochen, und lassen Sie sie 5 Minuten lang ziehen. Anschließend abseihen und kalt werden lassen. Dann den frisch gepressten Saft von 3 Zitronen zugeben und über den Tag verteilt trinken.

Zitronenessig-Honig-Wasser

Geben Sie auf 1 Glas lauwarmes Wasser 2 Esslöffel Zitronenessig (siehe Seite 84) und den frisch gepressten Saft von 2 Zitronen, und lösen Sie 1 Esslöffel Honig darin auf. Honig enthält reichlich Magnesium, das gefäßerweiternd wirkt und dadurch ebenfalls dazu beiträgt, hohen Blutdruck zu senken. Trinken Sie regelmäßig über einen längeren Zeitraum hinweg morgens vor dem Frühstück und abends vor dem Schlafengehen jeweils 1 Glas davon.

Olivenblätter-Weißdorn-Tee mit Zitronensaft

In Olivenblättern (gibt es in der Apotheke) und Weißdorn sind Pflanzenfarbstoffe (Flavonoide) enthalten, die effektiv gegen Bluthochdruck helfen und gut mit den Kräften der Zitrone zu einer wirksamen Teemischung kombiniert werden können.

Anwendung: Die Grundlage für den Tee besteht aus 2 Teilen Olivenblättern und 1 Teil Weißdornblättern. Übergießen Sie 1 gehäuften Esslöffel dieser Pflanzenmixtur mit siedendem Wasser. Lassen Sie den Tee 10 Minuten lang ziehen und dann abkühlen, bis er lauwarm ist. Anschließend den frisch gepressten Saft von 2 Zitronen dazugeben. Trinken Sie täglich 1 Tasse der Tee-Saft-Mischung, am besten abends vor dem Schlafengehen. Bereits nach etwa 3 Wochen werden Sie bei regelmäßiger Anwendung eine deutliche Verbesserung Ihres Blutdrucks feststellen können.

Buchweizenmüsli mit Zitronensaft

Zutaten: 1 Prise Salz, 1/4 l Wasser, 250 g Buchweizen, 3 EL Rosinen, 2 EL Honig, 4 EL Sahne, 1 Zitrone

Zubereitung: Geben Sie das Salz in das Wasser, und bringen Sie es zum Kochen. Dann rühren Sie den Buchweizen dazu und lassen das Ganze bei geringer Hitze kochen, bis es zum Brei aufgequollen ist. Nach dem Abkühlen mischen Sie Rosinen, Honig und Sahne darunter. Pressen Sie die Zitrone aus, und geben Sie als Letztes den Saft über das Müsli. Ersetzen Sie, sooft es geht, den Frühstückstoast oder das Stück Kuchen am Nachmittag durch dieses Müsli – dem Blutdruck zuliebe.

> **Immer noch ein gutes Hausrezept gegen zu hohen Blutdruck ist ein wöchentlicher Reistag. Essen Sie an diesem Tag ausschließlich in Wasser gekochten Reis, den Sie mit geriebenem Apfel und Zitronensaft verfeinern können, aber auf keinen Fall salzen dürfen, um die entwässernde Wirkung nicht aufzuheben.**

Richtwerte für Ihren Blutdruck

So wird der Blutdruck nach den Richtwerten der Weltgesundheitsorganisation (WHO) eingeteilt:

	Oberer Wert	Unterer Wert
Hoher Blutdruck	Über 160 mmHg	Über 95 mmHg
Leicht erhöht	140–160 mmHg	90–95 mmHg
Normalwerte	Bis 140 mmHg	Bis 90 mmHg

Bronchitis

Ursachen und Beschwerden

Zwei Formen von Bronchitis werden unterschieden: die akute und die chronische. Die Beschwerden sind dabei die gleichen: starker Husten, teilweise schmerzhaft, und weißer bzw. gelblicher Auswurf als Folge der übermäßigen Schleimbildung im Bronchialsystem. Während bei der akuten Bronchitis die Beschwerden nach ein bis zwei Wochen wieder abklingen, ist eine chronische Bronchitis äußerst hartnäckig und flammt über Monate hinweg immer wieder auf.

Ursache bei beiden Formen sind überwiegend Viren, z. B. die grippale Infekte auslösenden Rhinoviren, in selteneren Fällen auch Bakterien. Bei der chronischen Bronchitis kommen verschlimmernd Umwelteinflüsse oder Zigarettenkonsum hinzu, die die Bronchialschleimhaut schädigen und für Infektionen durch Viren oder Bakterien wesentlich anfälliger machen.

Staub und trockene Luft verschlimmern die Beschwerden bei Bronchitis. Spaziergänge bei feuchter Witterung und Wasserschälchen auf der Heizung in der kalten Jahreszeit entlasten die strapazierten Lungenschleimhäute.

So hilft die Zitrone bei Bronchitis

Inhalationen mit Zitronenöl

Bringen Sie 3/4 Liter Wasser zum Kochen, und lassen Sie es auf erträgliche Wärme, aber so, dass es noch dampft, abkühlen. Vorsicht: Inhalationen mit kochend heißem Wasserdampf können leicht zu Verbrennungen der Atemwegsschleimhäute oder im Gesicht führen. Geben Sie vor dem Inhalieren 1 Teelöffel Salz und 5 Tropfen Zitronenöl dazu. Inhalieren Sie 3-mal täglich, bis das Wasser so weit abgekühlt ist, dass kein Dampf mehr aufsteigt.

Hustensaft aus Zitrone mit Olive

Mischen Sie 100 Milliliter frisch gepressten Zitronensaft und 100 Milliliter Olivenöl zusammen. Rühren Sie das Ganze gut durch, und nehmen Sie davon stündlich 1 Teelöffel ein. Das leichte Brennen bei wundem Hals gibt sich bald.

Zitronensirup gegen Hustenanfälle

Die antivirale und antibakterielle Wirkung der Zitrone trägt dazu bei, dass Bronchitis schneller abheilt. Zitronensirup wirkt überdies auf die Bronchien entkrampfend und sorgt auf diese Weise dafür, dass quälende Hustenanfälle – insbesondere während der Nacht – schnell abklingen. Geben Sie 2 Zitronen in einen mit Wasser gefüllten Topf, so dass sie gerade bedeckt sind. Erwärmen Sie sie bei kleiner Hitze – etwa 50 °C – für 10 Minuten. Das Wasser darf dabei nicht zum Sieden kommen, da das die Zitronen zum Platzen bringen würde. Nehmen Sie die Zitronen nach 10 Minuten heraus, und pressen Sie den Saft aus. Geben Sie zum Zitronensaft 3 Teelöffel Glyzerin (gibt es in der Apotheke) und 250 Gramm Honig, der ebenfalls ein bewährtes Hausmittel zur Linderung von Hustenreiz ist. Gut durchrühren – fertig ist der Sirup. Nehmen Sie davon vor dem Schlafengehen 1 Teelöffel ein und bei nächtlichen Hustenanfällen noch 1 Teelöffel.

Bei Husten muss man stets reichlich trinken, am besten Schwarzen Johannisbeer- oder Sanddornsaft mit Zitrone.

Kressesalat mit Zitrone

Die Kapuzinerkresse ist ein altes Heilmittel, das ursprünglich aus Peru stammt. Inzwischen ist sie auch bei uns nahezu das ganze Jahr über frisch erhältlich. Ihre Blätter enthalten Benzylsenföl, das wie ein schwaches Antibiotikum wirkt. Salat aus Kapuzinerkresse, angemacht mit dem frisch gepressten Saft einer Zitrone und Olivenöl, unterstützt das Abheilen von Bronchitis, wenn Bakterien die Ursache sind.

Süßholzwurzel-Thymian-Tee mit Zitrone

Die Inhaltsstoffe der Süßholzwurzel, darunter in erster Linie die Flavonoide Liquiritigenin und Liquiritin, lösen bei Bronchitis Krämpfe in den Atemwegen, fördern das Abhusten von Schleim und wirken allgemein entzündungshemmend. Das ätherische Öl Thymol in Thymian fördert ebenfalls die Entspannung des Bronchialsystems und tötet gleichzeitig Krankheitserreger ab. Übergießen Sie jeweils 1 Teelöffel Süßholzwurzel und Thymian mit 1/4 Liter kochendem Wasser, 5 Minuten lang ziehen lassen, dann abseihen. Nach dem Abkühlen auf Körpertemperatur 1 Esslöffel Honig und den frisch gepressten Saft von 2 Zitronen zugeben. Täglich 3 Tassen davon trinken.

Durchfallerkrankungen

Ursachen und Beschwerden

Durchfälle sind Darminfektionen, in der Regel ausgelöst von Bakterien, seltener von Viren und manchmal sogar von beiden Erregerarten. Der Körper versucht mit dem extrem flüssigen, teilweise bis zu 90 Prozent aus Wasser bestehenden Stuhl die Erreger loszuwerden, indem er sie ausschwemmt.

So hilft die Zitrone bei Durchfall

Zitronensaft

Trinken Sie bei Durchfällen 3- bis 5-mal täglich den Saft von 1 frisch gepressten Zitrone mit 1 großen Glas Wasser, das tötet Krankheitserreger ab. In südlichen Ländern können auch im Leitungswasser durchfallerregende Keime enthalten sein. Deshalb sollten Sie es zuvor abkochen und kühl werden lassen. Zur Vorbeugung empfiehlt es sich, vor jeder Mahlzeit 1 bis 2 Esslöffel Zitronensaft zu sich zu nehmen.

Nachdem Zitronensaft sich sogar beim Abtöten von Cholerabakterien bewährt hat, ist er auch bei Durchfallerkrankungen ein hervorragendes Mittel.

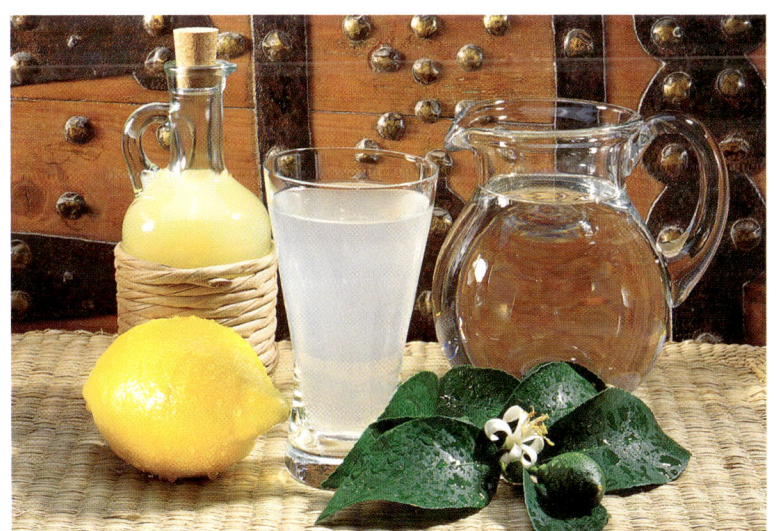

Bei Durchfallerkrankungen verliert der Körper sehr viel Flüssigkeit und Mineralstoffe. Durch mit Wasser verdünnten Zitronensaft lässt sich das ausgleichen. Allerdings sollte man mit dem säuerlichen Getränk aufhören, wenn man keinen Appetit mehr darauf verspürt.

Ekzem (Juckflechte)

Ursachen und Beschwerden

Ekzeme, oberflächliche Entzündungen der Haut, können als Folge einer allergischen Reaktion, z. B. einer Nahrungsmittel- oder Medikamentenunverträglichkeit, aber auch durch äußere Einwirkungen, wie durch Chemikalien, Reinigungsmittel und dergleichen, entstehen. Ärzte der Hautklinik Innsbruck z. B. haben festgestellt, dass selbst Geschirrspülmittel zu Hautausschlägen führen können. Schon ein Teelöffel Spülmittel auf zehn Liter Wasser, so ergaben die Untersuchungen, kann die Haut stark reizen.

Ekzeme beginnen meist mit starkem Juckreiz an der betroffenen Hautregion, dann kommt es zu Rötungen. Später bilden sich kleine Bläschen, die nässen und danach verkrusten.

Tipp: Um den Heilungsprozess und die Hautregeneration bei Ekzemen anzuregen, können Sie nach der Behandlung mit Zitrone einige Tropfen Nachtkerzenöl – je nachdem, wie groß die betroffene Hautstelle ist – einmassieren.

So hilft die Zitrone bei Ekzemen

Zitronenölwickel

Geben Sie auf 1/4 Liter lauwarmes Wasser 8 Tropfen Zitronenöl. Damit es emulgiert und sich gleichmäßig im Wasser verteilt, vermischen Sie das Öl zuvor sehr gründlich mit 1 Esslöffel flüssigem Honig. Auch Honig besitzt antientzündliche Wirkung und verstärkt so die Heilkraft der Zitrone. Tränken Sie anschließend ein Leinentuch damit, wringen Sie es leicht aus, und legen Sie es für 20 Minuten auf die befallenen Hautstellen. Wiederholen Sie diese Anwendung 2- bis 3-mal täglich. Die Zitronenumschläge wirken einerseits der Hautentzündung entgegen und lindern andererseits rasch den quälenden Juckreiz.

Abtupfung mit Zitronensaft

Auch purer Zitronensaft trägt dazu bei, dass leichtere Ausschläge der Haut rasch abheilen. Tragen Sie einfach ein paar Tropfen direkt auf die betroffenen Stellen auf, und verstreichen Sie sie. Während der ersten Minuten kann dabei allerdings ein leichtes Brennen auftreten.

44

Erkältungskrankheiten

Ursachen und Beschwerden

Erkältungen, auch als grippale Infekte bezeichnet, werden von Rhinoviren verursacht. Sie sind im Gegensatz zur von Influenzaviren hervorgerufenen »echten Grippe« harmlos, da die Erkältung im Durchschnitt nach zwei Wochen von selbst wieder abklingt, aber dennoch äußerst unangenehm. Das Ziel der Rhinoviren sind die Schleimhäute des menschlichen Atemsystems. Haben sie es erreicht, lösen sie die typischen Erkältungssymptome aus: Fieber, Stechen im Kopf, Ziehen in den Gliedern, Kratzen im Hals, Husten, Schnupfen.

Ansteckung mit Rhinoviren

Übertragen werden Rhinoviren durch Tröpfcheninfektion über die Atemluft. Außerdem lauern sie z. B. auf Türklinken, Telefonhörern oder Kugelschreibern und nutzen das freundliche Händeschütteln, um hinterlistig von einem Menschen zum anderen zu wechseln. Hat ein Virus dann die Schleimhaut der Atemwege erreicht, sucht es sich eine einzelne Zelle und piekt deren Hülle mit einem seiner »Stacheln« an. Noch am ersten Tag der Infektion dringt es in die Zelle ein und setzt sich fest. Das Virus öffnet sich und gibt seine Erbinformationen frei. Die zwingen die Schleimhautzelle, ständig Virennachwuchs zu produzieren. Am zweiten Tag ergießt sich eine gewaltige Invasionsstreitmacht neu gebildeter Rhinoviren über die gesamten Atemwege. Sofort versucht das Immunsystem, die Feinde aus dem Körper zu schwemmen. Die Schleimhäute schwellen an und produzieren verstärkt Sekret. Das Opfer plagt nun Schnupfen.

Doch die Viren befallen weitere Schleimhautzellen und zwingen sie, Verstärkung zu produzieren. Die Eindringlinge haben einen großen Vorsprung, den das Immunsystem erst aufholen muss. Immer mehr Schleimhautzellen sterben ab und geben Tausende neuer Viren frei. Der Schnupfen verschlimmert sich, Husten und Fieber können hinzukommen – man hat eine handfeste Erkältung.

Rhinoviren sehen aus wie zusammengerollte Igel: kugelig, mit unzähligen »Stacheln« auf der Außenhaut. Sie sind nur etwa ein zehntausendstel Millimeter groß. Rund 1000 Milliarden von ihnen würden bequem auf dem Kopf einer Stecknadel Platz finden.

Erst am siebten Tag der Infektion kann das Immunsystem Antikörper herstellen. Diese erkennen die Viren, töten sie ab und verkleben sie. Gelber Schleim aus der Nase und Auswurf beim Husten befördern sie nach draußen.

Schnell wieder hustenfrei

Kommt zu den Erkältungssymptomen Schnupfen, Heiserkeit und Halsschmerzen auch noch ein hartnäckiger Husten dazu, gehen Sie wie unter »Bronchitis« (siehe Seite 41) beschrieben dagegen vor.

So hilft die Zitrone bei Erkältung

Trotz moderner Pharmazieforschung sind Medikamente gegen Rhinoviren nur sehr bedingt tauglich, wie verschiedene Untersuchungen feststellten. Mit der Kraft der Zitrone können Sie die Rhinoviren, die eine Erkältung mit Schnupfen, Halsschmerzen und Heiserkeit auslösen, auf jeden Fall mindestens ebenso schnell und erfolgreich bekämpfen wie mit Medikamenten. Und das auf ganz natürliche Weise, ohne den Organismus noch zusätzlich unnötig mit Chemikalien zu belasten. Bei einer Erkältung kommen die Heilkräfte der Zitrone auf zwei Wegen zum Einsatz:

Es wurde zwar mittlerweile ein Medikament entwickelt, das sehr wirksam gegen Rhinoviren sein soll, aber dieses befindet sich noch in der Erprobungsphase. Wann es zum breiten Einsatz zur Verfügung steht, ist noch nicht abzusehen.

▶ Einmal innerlich, um die Abwehrzellen – wie bereits beschrieben – in ausreichendem Maß mit dem für ihre Arbeit so dringend benötigten Vitamin C zu versorgen.

▶ Und dann auch äußerlich, um mit den antiviralen Eigenschaften der Zitrone die Viren direkt auf den Oberflächen der Schleimhäute in Hals und Nase zu bekämpfen.

Zitronenkur zur Abwehrsteigerung

Gleich bei den ersten Anzeichen einer Erkältung, wie Kratzen im Hals oder einer Schniefnase, sollten Sie mit einer Zitronenstoßkur dem Organismus Vitamin C zuführen und so Ihr Immunsystem kräftigen, damit die Viren keine Chance haben, sich weiter zu vermehren. Trinken Sie dazu alle 2 Stunden den frisch gepressten Saft von 1 Zitrone mit 1 Glas lauwarmem Wasser. Die abwehrsteigernde Wirkung können Sie noch verstärken, wenn Sie dem Getränk 2-mal täglich 1 Esslöffel Zitronenessig (siehe Seite 84) beigeben. Schmeckt Ihnen das Ganze zu sauer, bietet sich Honig zum Süßen an.

Zitronengurgeln gegen Halsschmerzen

Geben Sie den Saft von 1 Zitrone und 1 Teelöffel Salz auf 1/4 Liter lauwarmes Wasser. Gurgeln Sie damit 3-mal täglich für jeweils 1 Minute. Anfängliches Brennen vergeht rasch.

Halsbonbons mit Zitronenöl

Reiben Sie unter Druck mit 1 Stück Würfelzucker über die Außenhaut einer unbehandelten Zitrone. Das ätherische Öl der Schale geht dabei in den Zucker über. Lutschen Sie davon mehrere Zuckerstücke über den Tag verteilt.

Nasenspülung mit Zitronensaft

Die Zitronennasenspülung tötet Erkältungsviren ab, versorgt die Nasenschleimhaut mit wichtigen Mineralien und hält sie geschmeidig feucht. Eine verstopfte Nase wird frei, und Sie können wieder ungehindert atmen. Geben Sie dazu 1 Esslöffel frisch gepressten Zitronensaft und 1 Messerspitze Salz auf 1 Glas lauwarmes Wasser. Setzen Sie das Glas an eines der beiden Nasenlöcher an, drücken Sie dann mit den Fingern das andere zu, und ziehen Sie das Salzwasser durch das offene Nasenloch kräftig hoch. Kurz anhalten, ausblasen, anschließend den Vorgang mit dem zweiten Nasenloch wiederholen. Auch wenn das Ganze anfangs noch unangenehm ist, weil es in der Nase etwas zieht, setzt bald eine Gewöhnung – und eine Besserung – ein.

Zitronenwadenwickel zur Fiebersenkung

Wadenwickel sind ein bewährtes Mittel, um Fieber zu senken. Die Wirkung wird noch verstärkt, wenn Zitronenöl mit angewandt wird. Geben Sie dazu 8 Tropfen Zitronenöl, vermischt mit 1 Esslöffel Sahne, auf 1/2 Liter kaltes Wasser. Verrühren Sie das Ganze gut, tränken Sie ein Leinentuch damit, wringen Sie es aus, und wickeln Sie es um die Wade. Legen Sie nun um das Leinentuch in mehreren Schichten ein großes Badetuch oder zwei kleinere Handtücher. Nach etwa 5 Minuten können Sie den Wickel abnehmen. Führen Sie diese Anwendung immer an beiden Waden durch, und zwar mindestens 3-mal täglich, bis das Fieber zurückgegangen ist.

Nasenspülungen als Hausmittel stammen noch aus der Zeit, als es keine Nasentropfen oder -sprays gab. Angesichts neuer Untersuchungen, bei denen festgestellt wurde, dass der langfristige Gebrauch einiger dieser Mittel zu Schädigungen der Nasenschleimhäute führen kann, feiern Nasenspülungen ihr Comeback. Selbst bei mehrmals täglichem Gebrauch über einen längeren Zeitraum hinweg verursachen die Nasenspülungen keine Nebenwirkungen oder Schäden.

Gicht (Arthritis urica)

Ursachen und Beschwerden

Die an sich schon schmerzhafte Gicht hat auch noch ein übles Gefolge von möglichen Begleiterkrankungen, wie Diabetes mellitus, Bluthochdruck, Nierenschäden und Harnsteine. Deshalb sollten Gegenmaßnahmen schon vom ersten Gichtanfall an konsequent durchgeführt werden.

Knapp drei Millionen Menschen in Deutschland leiden hin und wieder unter Gichtanfällen: Die Gelenke schmerzen, und im fortgeschrittenen Stadium bilden sich die so genannten Gichtknoten. Gicht ist eine Stoffwechselkrankheit, die vererbt wird. Allerdings ist die Veranlagung allein noch nicht ausschlaggebend für den Ausbruch des Leidens. Erst wenn weitere Faktoren hinzukommen, die den Harnsäurespiegel im Organismus anheben, treten die Beschwerden auf. Ist zu viel dieser Säure im Blut vorhanden, bilden sich winzige Kristalle, die sich in den Gelenken ablagern. Mit ihren scharfen Kanten reiben sie bei jeder Bewegung an der Innenhaut oder auf der Knorpelschicht und verursachen auf diese Weise Entzündungen und Schmerzen.

In 60 bis 70 Prozent aller Fälle äußert sich der erste Gichtanfall durch plötzliche, heftige Schmerzen im Grundgelenk einer großen Zehe. Die Haut um das Gelenk ist so sehr gespannt, dass schon kleinste Berührungen starke Schmerzen auslösen. Außerdem ist sie stark gerötet, und häufig kommt noch Fieber hinzu.

Wie es zu einer vermehrten Harnsäurebildung kommt

Schuld an einem erhöhten Harnsäurespiegel können sein:

▶ *Beeinträchtigte Nierenfunktion:* Die Fähigkeit der Nieren, Harnsäure aus dem Körper auszuscheiden, ist vermindert. Grund dafür können verschiedene Nierenleiden oder ein übersteigerter Alkoholgenuss sein. Beim Abbau des Alkohols entsteht Milchsäure, die die Harnsäureausscheidung der Nieren hemmt. Das Gleiche können übertriebene Hunger- oder Fastenkuren bewirken. Sie fördern die übermäßige Bildung von Milchsäure im Darm.

▶ *Medikamente:* Medikamente zum Entwässern, wie sie z. B. manche Herzkranke nehmen müssen, Insulin, verschiedene Antibiotika, Mittel gegen rheumatische Beschwerden oder eine Überdosis von Vitamin-B1-Präparaten können den Harnsäurespiegel anheben.

▶ *Falsche Ernährung:* Verschiedene Lebensmittel, die viele Purine enthalten – wie z. B. bestimmte Fische, einige Hülsenfrüchte und Hefegesäuertes –, zählen ebenfalls zu den Gichtauslösern.

Purine sind Eiweißstoffe, die während der Verdauung im Körper zu Harnsäure umgewandelt werden. Auf diesem Weg führen sie zu einer erhöhten Säurekonzentration, da die Nieren sie nicht schnell genug ausscheiden können.

So hilft die Zitrone bei Gicht

In erster Linie gilt es natürlich, durch möglichst purinfreie Ernährung die Produktion von Harnsäure im Organismus einzudämmen. Gichtkranke sollten deshalb folgende Nahrungsmittel meiden und stattdessen öfter mal ein Gericht mit Zitrone auf den Tisch bringen:

▶ Fleisch: Innereien, Fleischextrakte, Kalbfleisch, Speck
▶ Geflügel: Truthahn, Gans
▶ Fisch: Lachs, Makrele, Forelle, Kabeljau, Hering, Sardine
▶ Gemüse: Erbsen, Bohnen, Linsen, Spargel
▶ Hefeprodukte: Backwaren, Bier

Zitronensaft

Begleitend zu einer purinarmen Ernährung hat sich zur Vorbeugung von Gichtanfällen die Einnahme von Zitronensaft bewährt. Er regt im Körper die Bildung von Kaliumkarbonat an. Diese Substanz neutralisiert Säuren im Organismus, also auch die für die Gichtentstehung verantwortliche Harnsäure. Trinken Sie nach jeder Mahlzeit den frisch gepressten Saft von 1 Zitrone mit 1 Glas lauwarmem Wasser.

Eine ausgleichende Ernährung bei Gicht sollte fettarme Milchprodukte, mageres Fleisch in mäßigen Portionen, viel frisches Obst und Gemüse, Teigwaren, Kartoffeln und vor allem reichliche Flüssigkeitszufuhr durch Fruchtsäfte, Kaffee oder Tee beinhalten.

Erste Hilfe bei einem Gichtanfall

Kommt es dennoch einmal zu einem Gichtanfall, hat sich als Erste-Hilfe-Maßnahme bewährt, das betroffene Gelenk für 20 bis 30 Minuten in ein Tauchbad mit Eiswasser zu stellen. Später reichen auch kalte Umschläge aus. Wichtig ist immer, das Gelenk möglichst ruhig zu halten und zu schonen.

Grippe (Influenza)

Ursachen und Beschwerden

Ausgangspunkt aller Grippeviren sind entlegene Regionen Asiens, Sibiriens und Westchinas. Dort verändern sie ständig ihr Aussehen, indem sich Viren von Menschen mit denen von Tieren kreuzen. Vögel bringen sie bis zum Winter auf ihren weiten Zugstrecken nach Europa. Stecken sich Menschen mit diesen neuen Viren an, erkennt sie das Immunsystem wegen des veränderten Aussehens nicht als Krankheitserreger: Es kommt zu den großen Epidemien.

Die »echte« und äußerst gefährliche Grippe wird von Influenzaviren ausgelöst. Sie verursachen sehr schwere Atemwegsinfektionen. Menschen, deren Abwehrkräfte ohnehin schon geschwächt sind, können sogar daran sterben.

Als Folge einer Influenza kann es außerdem zu Lungenentzündung und Bronchitis, Mittelohrentzündungen oder Herzrhythmusstörungen kommen. Diese so genannten Zweiterkrankungen werden von anderen Krankheitskeimen verursacht. Sie greifen an, wenn der Körper durch die Influenza schon erheblich geschwächt ist. Besonders für alte und kranke Menschen, aber auch für Kleinkinder, kann die Zweitinfektion lebensbedrohlich werden.

So hilft die Zitrone bei Grippe

Medikamente richten gegen Influenzaviren kaum etwas aus. Einzig wirksame Vorbeugung ist die rechtzeitige Impfung im Herbst. Da sich die Viren häufig verändern, gewährt eine früher durch Schutzimpfung oder Influenzaerkrankung erworbene Immunität keinen Schutz mehr. Die erforderliche Zusammensetzung der Impfstoffe wird daher für jedes Jahr neu bestimmt.

Liegt keine Impfung vor und kommt es zu einer Influenza, ist zur Behandlung unbedingt ein Arzt notwendig. Eigene Versuche helfen dann nicht mehr weiter, und je länger eine angemessene Therapie hinausgezögert wird, desto gefährlicher kann es werden.

Zitronenkur

Zur Unterstützung der ärztlichen Behandlung kann die Zitrone sehr wirksam sein, um mit dem in ihr enthaltenen natürlichen Vitamin C die Abwehrkräfte zu stärken. Führen Sie dazu eine Stoßbehandlung wie unter »Erkältung« (siehe Seite 45ff.) beschrieben durch.

Herpes (Lippenbläschen)

Ursachen und Beschwerden

Verursacher von Lippenbläschen sind verschiedene Herpesviren. Der erste Kontakt mit ihnen erfolgt meistens in den ersten fünf Lebensjahren. Herpesviren bleiben das ganze Leben im Körper und schlummern die meiste Zeit. Bis heute gibt es noch kein Mittel, sie abzutöten oder zu entfernen. Treffen verschiedene Faktoren zusammen, erwachen sie aus ihrem Schlaf und werden aktiviert.

Das können körperliche und seelische Stresssituationen wie Fieber, Menstruation, Verletzungen, Infektionen oder starke UV-Lichteinwirkung sein. Die Erkrankung selbst verläuft stets gleich: Zuerst stellt sich an der Lippe ein Spannungsgefühl, verbunden mit Jucken und Brennen, ein. Langsam dehnt sich die Entzündung aus und bildet die ersten Bläschen. Diese verkrusten und heilen dann innerhalb von 6 bis 14 Tagen ab.

Herpesviren sind etwa 10- bis 100-mal kleiner als Bakterien und schleichen sich unbemerkt in Körperzellen ein. Dort verändern sie deren Stoffwechsel und vermehren sich. Am Ende ist die Wirtszelle zerstört, platzt auf und gibt viele neue Viren frei, die nun andere Zellen befallen.

So hilft die Zitrone bei Herpes

Abtupfungen mit Zitronenöl

Wieder sind es die antiviralen Eigenschaften des Zitronenöls, die den Erregern den Garaus machen: Geben Sie 1 Tropfen des Öls, ausnahmsweise unverdünnt, auf ein Wattestäbchen, und betupfen Sie die Lippenbläschen damit. Achten Sie aber darauf, keine wischenden Bewegungen auszuführen. Platzen die Bläschen, dann setzen sie neue Viren frei, die durch das Wischen verbreitet werden könnten.

Die große Zitronenkur

Gleichzeitig sollten Sie Maßnahmen zur Stärkung Ihrer Abwehrkräfte ergreifen. Herpesviren haben keine Chance, wenn das Immunsystem intakt ist und gut arbeitet. Machen Sie dazu am besten die große Zitronenkur wie im Kapitel »Vorbeugen mit der Kraft der Zitrone« (siehe Seite 33) beschrieben.

Vom Herpesvirus sind in Mitteleuropa mehr als 90 Prozent der Bevölkerung infiziert – was aber nicht heißen muss, dass die Krankheit bei jedem zum Ausbruch kommt.

Heuschnupfen

Ursachen und Beschwerden

Viele Allergiker leiden während der Heuschnupfensaison unter rauer Haut an den Ellenbogen. Dagegen gibt es ein einfaches Mittel: Eine Zitrone halbieren, mit einer Saftpresse leicht anpressen, so dass in der Mitte eine Mulde entsteht, und dann einfach wie Hütchen für zehn Minuten auf die Ellenbogen setzen. Öfter wiederholen, und schon nach kurzer Zeit ist die Haut wieder samtweich.

Rund 20 Millionen Deutsche leiden an einer Allergie – etwa jeder Dritte davon unter Heuschnupfen. Wenn im Frühjahr und Frühsommer Bäume, Sträucher und Gräser zu blühen beginnen, läuft bei ihnen die Nase, jucken und brennen die Augen.

Auslöser sind Pollen – körperfremde Moleküle (Allergene), die im Grunde völlig harmlos sind. Durch eine Fehlsteuerung des Immunsystems werden diese Stoffe jedoch im Organismus unnötigerweise bekämpft, wobei eine vermehrte Bildung von Antikörpern stattfindet. Während dieser eigentlich überflüssigen Abwehrschlacht kommt es zu einer verstärkten Ausschüttung der Substanz Histamin, die die lästigen Heuschnupfensymptome hervorruft.

So hilft die Zitrone bei Heuschnupfen

In allen verwertbaren Teilen der Zitrone ist die Substanz Querzitrin vorhanden, am reichhaltigsten jedoch in der weißen Unterhaut zwischen Schale und Fruchtfleisch. Aus ihr wird im Körper Querzetin gebildet, das wie ein natürliches Antihistaminikum wirkt und sowohl die Bildung von neuem wie auch die Ausschüttung von bereits vorhandenem Histamin unterdrückt.

Zitronen pur

Wenn das Querzetin auch die Beschwerden bei Heuschnupfen nicht vollständig verhindert, trägt es zumindest dazu bei, sie erheblich zu lindern.

Schälen Sie 1 Zitrone vorsichtig, so dass möglichst viel weiße Unterhaut am Fruchtfleisch bleibt. Beginnen Sie bereits 3 Wochen vor Ihrer persönlichen Heuschnupfensaison damit, täglich 2 so geschälte Zitronen zu verzehren. Quält Sie Heuschnupfen, können Sie die Menge steigern. Die Wirkung wird noch verstärkt, wenn Sie zu jeder Zitrone zusätzlich noch 1 bis 2 Esslöffel Honig einnehmen. Er wirkt stark antiallergisch – und sein hoher Zuckergehalt versüßt außerdem die saure Zitronenmahlzeit.

Hühnerauge (Clavus)

Ursachen und Beschwerden

Mehr als 300 Millionen Schritte macht ein Mensch im Lauf seines Lebens. Die Füße legen dabei die enorme Strecke von rund 120 000 Kilometer zurück. Trotz dieser wichtigen Funktion wird der Auswahl gesunder Schuhe häufig zu wenig Beachtung geschenkt. Die Folge: Neun von zehn Bundesbürgern leiden unter Fußproblemen. Hühneraugen zählen dabei zu den häufigsten Beschwerden.

Sind die Schuhe zu eng, bildet sich an den Druckstellen mit der Zeit Hornhaut, die allmählich zum Hühnerauge wird. In der Mitte des verhornten Gewebes entsteht ein Hornkegel, der tief in die Haut hineinwächst und Schmerzen verursacht.

So hilft die Zitrone bei Hühneraugen

Auflagen mit Zitrone

Ein bewährtes Hausmittel gegen Hühneraugen und deren Vorstufe, verhornte Hautstellen, sind Zitronenscheibenauflagen während der Nacht. Legen Sie 1 etwa 5 Millimeter dicke Zitronenscheibe auf das Hühnerauge, wickeln Sie einen Mullverband herum, und binden Sie sie fest. Wiederholen Sie diese Anwendung so lange, bis sich das Hühnerauge zurückgebildet hat.

Abtupfungen mit Zitronenöl

Abtupfungen mit dem ätherischen Öl der Zitrone beschleunigen den Rückbildungsprozess bei Hühneraugen oder verhornter Haut an den Füßen. Massieren Sie dazu tagsüber noch zusätzlich zu den Zitronenauflagen mehrere Male 1 bis 2 Tropfen Zitronenöl in die betroffenen Stellen ein. Achten Sie dabei darauf, mit dem unverdünnten Öl wirklich nur die verhornten Stellen zu behandeln und die umgebende Haut auszusparen. Geben Sie das Öl zum Einmassieren auf einen Wattepad oder ein Wattestäbchen und nicht direkt auf die Finger.

Hühneraugen bilden sich gern immer wieder an derselben Stelle. Nach Abschluss der Behandlung sollte man die betroffene Zehe noch eine Weile mit einem speziellen Ringpflaster vor Druck schützen.

Was Sie sonst noch tun können

▶ Denken Sie daran, dass mit dem Alter auch die Fußgröße zunimmt. Lag sie einmal bei 38, kann sie ein paar Jahre später bereits um eine halbe oder ganze Nummer größer sein.

▶ Damit es zu keinen Druckstellen an den Zehen kommt, sollte jeder Schuh eineinhalb Zentimeter länger sein als der Fuß. Außerdem dürfen die Zehen nicht an das Oberleder anstoßen, sondern müssen Bewegungsspielraum haben.

▶ Spitze Schuhe engen die Zehen ein und verformen auf Dauer den Fuß. Eine runde Form ist wesentlich besser. Weiches Leder sollte harten Materialien vorgezogen werden.

▶ Entscheiden Sie sich für den Kauf erst dann, wenn Sie den Schuh – am besten am späten Nachmittag oder abends – probiert haben und sich darin wirklich wohl fühlen. Ziehen Sie dazu die Schuhe an, und gehen Sie durch den Laden. Im Sitzen werden Druckstellen oft nicht bemerkt. Probieren Sie in jedem Fall beide Schuhe an.

▶ Tragen Sie möglichst oft Schuhe mit flachen Sohlen. Bei hohen Absätzen kann durch das Körpergewicht die Belastung auf den Vorfuß und die Zehen um bis zu 50 Prozent zunehmen. Gerade diese Regionen aber sind wesentlich empfindlicher als die Fersenpartie.

> **Falls ein Schuh trotz vorheriger Anprobe doch nicht ganz richtig passt oder an einigen Stellen scheuert, fragen Sie Ihren Schuster um Rat. Er kann den Schuh, z. B. an der Ferse, etwas dehnen und weicher machen.**

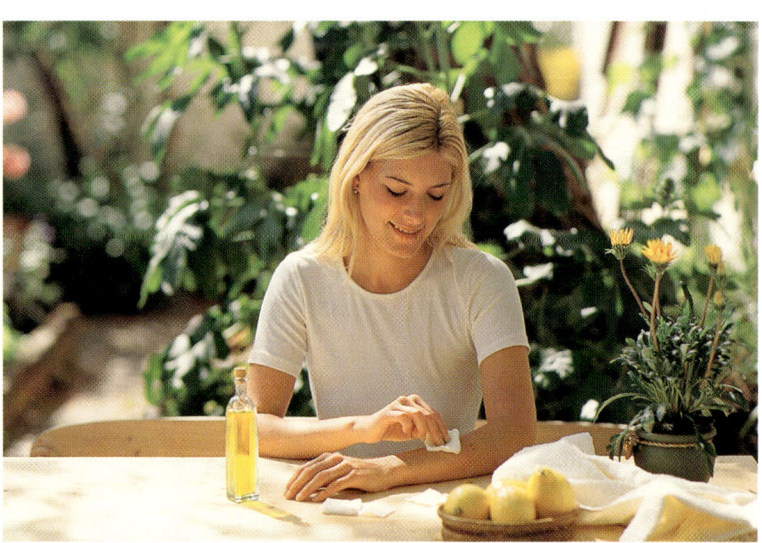

Zitrone pflegt, beruhigt und desinfiziert die Haut. Daher eignet sie sich hervorragend auch zur Bekämpfung von Insektenstichen.

54

Insektenstiche

Ursachen und Beschwerden

Sobald es warm wird, kommen auch die ersten Quälgeister wieder: Mücken und Bremsen haben es auf menschliches Blut abgesehen. Schon ihr Stich ist manchmal unangenehm. Aber meistens peinigt einen die Einstichstelle selbst noch Tage später. Sie ist gerötet und juckt. Ursache der Beschwerden ist eine kleine Entzündung, die durch Fremdkörper oder chemische Substanzen entsteht, die beim Insektenstich übertragen werden. Noch schmerzhafter sind die Stiche von Bienen, Wespen und dergleichen, die ihr Gift direkt über den Stachel in die Haut injizieren.

So hilft die Zitrone bei Insektenstichen

Sofortmaßnahmen mit Zitronenöl und -essig

Steckt der Stachel noch, entfernen Sie ihn mit einer Pinzette. Massieren Sie 1 bis 2 Tropfen Zitronenöl, verrührt mit 1 Teelöffel Honig, in die Haut um die Einstichstelle. Das vertreibt die Entzündung. Geben Sie dann in 1 Glas Wasser 1 Spritzer Zitronenessig (siehe Seite 84), tauchen Sie ein Taschentuch ein, und legen Sie es auf.

Zitrone als Insektenschutzmittel

Geben Sie auf 1/4 Liter Wasser 20 Tropfen Zitronenöl, und versprühen Sie es in der Luft. Das riecht nicht nur fein und erfrischend, sondern vertreibt auch Mücken und andere Blutsauger. Bewährt hat sich ebenfalls ein damit getränkter Wattebausch, der nachts neben dem Bett liegt. Oder drücken Sie über Ihrer Haut eine frische Zitronenschale aus, so dass das in ihr enthaltene Öl versprüht wird.

Sitzen Sie abends im Freien, können Sie Blutsauger abschrecken, wenn Sie freie Hautstellen mit Zitronenduft versehen. Geben Sie dazu 10 Tropfen Zitronenöl auf 50 Milliliter Weizenkeim- oder Sonnenblumenöl, und reiben Sie sich damit ein.

Duftkerzen mit Zitronenöl helfen im Haus oder auf der Terrasse gegen die lästigen Blutsauger. Man kann Duftkerzen leicht selbst herstellen, indem man Wachsreste schmilzt, sie mit einigen Tropfen Zitronenöl versetzt und dann das flüssige Wachs in einen kleinen Blumentopf gießt, der mit einem Docht versehen wurde. Das Loch im Topf wird zuvor mit einem Stück Korken abgedichtet.

Vorsicht bei diesen Symptomen

Suchen Sie sofort einen Arzt auf, wenn sich – insbesondere nach dem Stich einer Biene, Wespe o. Ä – eines der folgenden Symptome einstellt. Es könnte Anzeichen einer allergischen Reaktion sein. Unbehandelt droht unter Umständen ein Schock oder Tod durch Ersticken:

▶ Benommenheit und Schwindelgefühl
▶ Atemnot und Erstickungsanfälle
▶ Kopfschmerzen und Taubheitsgefühl im Gesicht
▶ Schwellungen in Mund und Hals
▶ Pulsjagen und innere Unruhe
▶ Übelkeit und Erbrechen
▶ Schweißausbrüche

Gehen Sie grundsätzlich zum Arzt, wenn ein Kleinkind gestochen wurde.

Insekten gehen nach Gerüchen: Schweiß, aber auch Parfüm, Sonnencreme, Haarspray oder Essensdüfte locken sie an. Allergiker sollten auch grellbunte sowie flatternde Kleidung vermeiden und nicht barfuß über Wiesen laufen.

Kater

Ursachen und Beschwerden

Der Kopf brummt, die Kehle ist trocken, alles geht zäh und langsam – überhaupt scheint die ganze Welt gegen einen zu sein. Die Folgen einer durchzechten Nacht hat beinah jeder schon einmal zu spüren bekommen. Ursache für den Kater ist der Alkohol. Über das Blut wird er aus dem Magen in jede einzelne Körperzelle transportiert. Im Gehirn entwickelt er seine berauschende und enthemmende Wirkung, die den unangenehmen Einfluss vorerst übertönt. Allerdings leiden die Gehirnzellen beim Abbau der Droge unter Sauerstoffmangel, was wiederum Durchblutungsstörungen und einen Brummschädel am nächsten Morgen verursacht.

Außerdem erweitert Alkohol die Blutgefäße, wodurch die Nieren zu vermehrter Flüssigkeitsausscheidung angeregt werden – deshalb der große Durst danach. Bei übermäßigem Alkoholkonsum kann ein Magnesiummangel entstehen, der sich in Nervosität, Händezittern, Muskelkrämpfen, Herzklopfen und Schlafstörungen äußert.

So hilft die Zitrone bei Kater

Antikaterdrink am Morgen

Geben Sie auf 1/2 Liter lauwarmes Wasser den frisch gepressten Saft von 4 Zitronen, 3 Esslöffel Zitronenessig (siehe Seite 84) und 1 Messerspitze Salz. Trinken Sie das Getränk noch vor dem Frühstück auf nüchternen Magen. Die Säure im Zitronensaft unterstützt und stabilisiert die Magenfunktionen. Im Zitronenessig sind reichlich Mineralstoffe, darunter auch Magnesium. Das Salz trägt dazu bei, die Flüssigkeit im Körper zu binden, und verhindert, dass sie gleich wieder über die Nieren ausgeschieden wird.

Zitronenkaffee gegen Kopfschmerzen

Geben Sie auf 1 Tasse starken, schwarzen Kaffee den Saft von 1 Zitrone, und trinken Sie ihn ungesüßt und ohne Milch. Bei Bedarf können Sie diese Anwendung wie unter »Kopfschmerzen« (siehe Seite 59ff.) beschrieben wiederholen.

Damit können Sie die Zitronenwirkung unterstützen

▶ Den Kater abzuwenden, gelingt manchmal mit mineralstoffhaltigen, isotonischen Sportlerdrinks, noch bevor man ins Bett geht. Bewährt haben sich außerdem chininhaltige Bitterlimonaden, wie z. B. Ginger Ale oder Bitter Lemon. Mindestens 3/4 Liter müssen es aber schon sein. Auch 2 Teelöffel Nachtkerzenöl verhindern das Schlimmste.

▶ Erste Hilfe am Morgen bringen auch mehrere roh verzehrte saure Äpfel, die gleich nach dem Aufwachen auf nüchternen Magen gegessen werden.

▶ Viel Bewegung an frischer Luft fördert die Durchblutung und somit die Ausscheidung von Schadstoffen. Außerdem gleicht sie den Sauerstoffmangel im Gehirn aus.

Tipp Schmerztabletten beseitigen zwar den Brummschädel und die Müdigkeit, belasten aber die Nieren bei ihrer Arbeit zusätzlich. Deshalb sollten Sie – wenn nur irgend möglich – darauf verzichten. Vertreiben Sie den Kater stattdessen lieber auf natürliche Art – nämlich mit Zitronenpower.

Ein Kater verursacht nicht nur den berüchtigten Brummschädel, sondern schadet auch der Haut – wovon meist ein kurzer Blick in den Spiegel nach durchzechter Nacht überzeugt. Reichlich alkoholfreie Getränke und bewegungsintensive »Bußübungen« an frischer Luft vertreiben bald die graue Blässe.

Konzentrationsschwäche

Ursachen und Beschwerden

Konzentrationsschwäche ist ein typisches Symptom unserer hektischen Zeit. Häufig treten dann auch andere Störungen wie Nervosität, Schlaflosigkeit sowie Vergesslichkeit oder Lernschwäche bei Kindern auf. Ursache für Konzentrationsprobleme sind meist Stress, Sorgen im beruflichen oder privaten Bereich oder seelische Konflikte.

So hilft die Zitrone bei Konzentrationsschwäche

Die psychoemotionalen Eigenschaften des Zitronenöls helfen bei Konzentrationsschwäche und allgemeinen Leistungstiefs, aber auch bei Abgespanntheit und sogar bei depressiver Verstimmung. Gleichzeitig regt das Öl die Gehirnaktivität an.

Die Konzentrationsfähigkeit leidet, wenn der gesunde Rhythmus von An- und Entspannung gestört ist. Vielen Menschen geht in wachsendem Maß die Fähigkeit verloren, sich zu entspannen. Dagegen können Meditationsübungen oder Techniken wie autogenes Training oder die progressive Muskelentspannung nach Jacobson helfen.

Duftlampe mit Zitronenöl
Geben Sie in eine mit Wasser gefüllte Duftlampe 5 Tropfen Zitronenöl. So atmen Sie – ganz unbewusst – Ihre Unruhe weg.

Aromatherapie für Kinder
Vermengen Sie 3 Tropfen Zitronenöl mit 3 Tropfen Zypressenöl, und geben Sie die Mischung in eine mit Wasser gefüllte Duftlampe.

Luftbefeuchtung mit Zitronenöl
Während der Heizperiode können Sie auch ein kleines Schälchen Wasser mit 5 Tropfen Zitronenöl auf einen Heizkörper stellen.

Zitrone im Duftzerstäuber
Mischen Sie in 1/2 Liter Wasser 15 Tropfen Zitronenöl, und versprühen Sie die Lösung mit einem Zerstäuber in der Raumluft. Vorsicht, Flecken: Achten Sie darauf, dass nicht feine Tröpfchen auf empfindlichen Möbeloberflächen landen!

Kopfschmerzen

Ursachen und Beschwerden

Kopfschmerzen gehören mit zu den am weitesten verbreiteten Volkskrankheiten. Rund 50 Millionen Deutsche leiden – zumindest gelegentlich – darunter. Etwa 200 verschiedene Formen mit zum Teil jeweils anderen Symptomen sind inzwischen bekannt. Die Internationale Kopfschmerzgesellschaft unterscheidet drei Typen:

▶ Spannungskopfschmerzen, hervorgerufen durch Muskelverspannungen und übermäßige, einseitige Belastung im Kopf- und Nackenbereich, treten hauptsächlich hinter der Stirn und den Schläfen auf. Sie werden in der Regel durch Stress, psychische Konflikte oder schlechte Körperhaltung verursacht.

▶ Clusterkopfschmerzen (engl. cluster = Haufen) überkommen die Betroffenen – überwiegend Männer – anfallsweise im Abstand von Tagen bis zu Monaten. Die extrem heftigen Beschwerden konzentrieren sich auf eine Kopfhälfte und äußern sich, im Unterschied zu Migräne, stechend oder ziehend.

▶ Der klopfende, pulsierende Migräneschmerz sitzt in einer Hälfte des Kopfs und hält von einigen Minuten bis zu Tagen an. Während eines Migräneanfalls kommt es zu einer Störung von Nervenbotenstoffen. Dadurch kann an den Gehirngefäßen eine Entzündungsreaktion mit Schmerzen, Übelkeit und neurologischen Störungen wie Zickzacklinien oder Flimmern im Gesichtsfeld entstehen.

Bei Kopfschmerzen ist von der Einnahme so genannter Kombinationspräparate abzuraten. Das Zusammenwirken der darin enthaltenen Substanzen kann, wie der Antwerpener Nierenspezialist Marc de Broe herausfand, auf die Dauer schwerste Nierenschäden hervorrufen.

Wann Sie zum Arzt gehen sollten

Nur äußerst selten sind Kopfschmerzen Anzeichen eines Tumors, eines Schlaganfalls, einer Gehirnblutung oder einer anderen ernsthaften Erkrankung. Dennoch sollte unbedingt ein Arzt aufgesucht werden, wenn sie zusammen mit Fieber und steifem Nacken, in Verbindung mit Sprachstörungen, nach körperlicher Anstrengung und Höchstleistung oder plötzlich sehr stark bei jemandem auftreten, der bislang noch nie darunter gelitten hat.

So hilft die Zitrone bei Kopfschmerzen

Zitronenkaffee

Mischen Sie den frisch gepressten Saft von 1 Zitrone in 1 Tasse schwarzen Kaffee. Trinken Sie ihn ungesüßt und ohne Milch. Bei Bedarf – falls die Schmerzen nicht verschwinden – 3-mal täglich 1 Tasse von diesem Zitronenkaffee trinken.

> Zitronenkaffee hilft auch bestens gegen Beschwerden, die durch Wetterfühligkeit verursacht werden.

Zitronenschalen

Schälen Sie 1 große, unbehandelte Zitrone. Es gibt zwei Möglichkeiten, mit den Schalen gegen Kopfschmerzen anzugehen:

▶ Biegen Sie die Zitronenschale leicht zwischen zwei Fingern, so dass die Außenseite unter Spannung steht. Reiben Sie dann mit der äußeren Haut unter mittlerem Druck Ihre Schläfen ein, so dass das in der Schale enthaltene ätherische Öl in die Haut übergeht.

▶ Entfernen Sie von der Innenseite der Zitronenschale die weiße Unterhaut. Drücken Sie dann die Zitronenschale mit der Innenseite auf Ihre Schläfen. Sie werden zwar ein leichtes Brennen spüren, aber die Kopfschmerzen sollten rasch verschwinden.

> Füllen Sie Eiswürfel in ein Leinensäckchen, und zerstoßen Sie sie, oder verwenden Sie Gelpackungen (aus der Apotheke), und legen Sie die Kühlpackung um den Hals. Wie eine in der Zeitschrift »Postgraduate Medicine« veröffentlichte Studie ergab, bewirkt sie bei rund 70 Prozent aller Betroffenen eine erhebliche Linderung.

Zitronenölmischung gegen Migräne

Mischen Sie 100 Milliliter Jojobaöl mit 20 Tropfen Zitronenöl sowie jeweils 10 Tropfen Kamillenöl, Lavendelöl und Pfefferminzöl und 6 Tropfen Rosmarinöl. Massieren Sie einige Tropfen der Mischung in die Schläfen und in die Nackengegend ein.

Weitere Maßnahmen gegen den Schmerz

▶ Massagen: Insbesondere bei Spannungskopfschmerzen bringt das Durchkneten der Nackenmuskulatur gute Erfolge.

▶ Entspannungsübungen: Verschiedene Übungen, z. B. Yoga oder autogenes Training, beseitigen Verspannungen und die dadurch ausgelösten Schmerzen. Kurse bieten die Volkshochschulen an.

▶ Wärme: Bei manchen Patienten wirken heiße Nackenduschen besser als Kälteanwendungen.

Krampfadern (Varizen)

Ursachen und Beschwerden

Jeder vierte Mann und jede zweite Frau leidet an Krampfadern. Fast jeder neunte Erwachsene verspürt mehr oder weniger starke Beschwerden, die davon ausgehen: Spannungsgefühle, schwere oder geschwollene Beine, Kribbeln beim Liegen oder Sitzen, nächtliche Wadenkrämpfe, Ziehen und Schmerzen. Ursache für das Venenleiden ist ein gestörter Rückfluss des Bluts zum Herz auf seinem Kreislauf durch den Körper. Krampfadern entstehen, wenn dieser Mechanismus nicht mehr funktioniert, weil an einer oder mehreren Stellen der Adern die Venenklappen defekt sind oder nicht mehr schließen. Das Blut staut sich, bleibt im Bein, und die Gefäße schwellen an – äußerlich erkennbar durch dicke, blaue Stränge. Neben dem hässlichen Aussehen können ausgeprägte Krampfadern auch erhebliche Probleme bereiten und zu Wasseransammlungen in den Beinen (Ödemen), schlecht heilenden Beingeschwüren oder Venenentzündungen führen.

Für die Behauptung, Besenreiser wären ein Frühzeichen sich später ausbildender Krampfadern, konnte bislang kein Beweis erbracht werden. Beiden Gefäßschwächen gemeinsam kann die Veranlagung zu einem schwachen Bindegewebe sein.

Die drei Arten von Krampfadern

Venenspezialisten (Phlebologen) unterscheiden drei verschiedene Arten von Krampfadern, die an den Beinen auftreten können:

▶ Die dicke Stammvene, die entsteht, wenn der Aderdefekt beim Hauptzusammenfluss in der Leistengegend liegt. Das gesamte Blut aus den Beinvenen sammelt sich dort und fließt über die Beckenvene zum Herz zurück. Bei krankhaften Gefäßveränderungen kann es auch passieren, dass das Blut von hier wieder nach unten in die Beinvenen absinkt und sich dort staut.

▶ Seitenastkrampfadern können im Ober- und Unterschenkel vorliegen, wenn das Blut von der großen Stammvene in die von dort abzweigenden Venen gedrängt wird.

▶ Die kleinste Art sind Perforanskrampfadern – winzige Querverbindungen zwischen den oberflächlichen und den tiefer liegenden Beinvenen, die kaum Probleme verursachen.

Risikofaktoren

▶ *Genetische Anlage:* Bei etwa 80 Prozent aller Betroffenen spielt erbliche Veranlagung bei der Entstehung von Krampfadern eine Rolle. Allerdings muss sie allein noch nicht ausschlaggebend dafür sein. Je mehr von den weiteren Risikofaktoren hinzukommen, desto größer ist die Gefahr, dass sich das Leiden ausbildet.

▶ *Schwangerschaft:* Hormonelle Umstellungen im Organismus der werdenden Mutter verursachen eine allgemeine Schwächung des Bindegewebes. Zu der Bindegewebsschwäche kommt im Lauf der Schwangerschaft ein zunehmender Druck auf die nach unten führenden Venen durch den vergrößerten Uterus (Gebärmutter) hinzu. Allerdings bilden sich in den meisten Fällen Schwangerschaftskrampfadern nach der Geburt von selbst wieder zurück.

▶ *Antibabypille:* Da die »Pille« eine ständige Schwangerschaft vortäuscht, reagiert der weibliche Körper mit hormonellen Umstellungen, die wie bei der tatsächlichen Schwangerschaft das Bindegewebe schwächen können.

▶ *Bewegungsmangel:* Bei Menschen, die im Beruf viel stehen, sich aber nur wenig bewegen, entstehen häufig Krampfadern. Auf den Beinvenen lastet der Druck der gesamten Blutsäule des Körpers. Wird dieser Druck nicht entschärft durch Pumparbeit, die die Muskeln in Bewegung leisten, weiten sich mit der Zeit die Gefäße. Die Folge ist, dass die Venenklappen nicht mehr dicht abschließen. Es kommt zu Ausbuchtungen und Krampfadern. Zu viel tut aber auch nicht gut: Fußballer und Tänzerinnen leiden ebenfalls häufig darunter.

Da die Wände der Venen zu einem Großteil aus Bindegewebe bestehen, zeigen sich etwa bei jeder dritten Schwangeren während der ersten drei Monate Probleme mit den Venen.

So hilft die Zitrone bei Krampfadern

Grundsätzlich können bei Krampfadern auch die unter »Besenreiser« (siehe Seite 38) beschriebenen Anwendungen vorgenommen werden. Achten Sie bei der Zitronenölmassage darauf, stets entlang der Krampfadern von unten nach oben, also von den Füßen in Richtung Herz, sanft zu massieren. Es gibt aber auch noch andere Zitronentherapien, die sich mit ihrer gefäßfestigenden Wirkung hervorragend zur Vorbeugung und Behandlung von Krampfadern bewährt haben.

Massage mit Zitronenölmischung

Geben Sie zu 50 Milliliter Weizenkeimöl 6 Tropfen Zitronenöl und jeweils 2 Tropfen Zypressen- und Wacholderöl. Massieren Sie mit dieser Mischung täglich sanft die Beine von unten nach oben, immer in Richtung Herz hin.

Zitronenölumschlag

Geben Sie auf 1/4 Liter warmes Wasser 5 Tropfen Zitronenöl, mit 1 Esslöffel Sahne verrührt. Tränken Sie dann Tücher damit, und wickeln Sie sie um die von Krampfadern betroffenen Stellen an den Beinen. Lassen Sie die Umschläge für mindestens 15 Minuten anliegen, und lagern Sie während dieser Zeit die Beine hoch. Diese Anwendung sollten Sie am besten täglich durchführen.

Zitronenölbeinbad

Mischen Sie 6 Tropfen Zitronenöl, 2 Tropfen Zypressenöl, 2 Tropfen Wacholderöl und 2 Tropfen Rosmarinöl mit 1 Esslöffel Honig. Füllen Sie eine kleine Wanne für Beinbäder mit 30 bis 34 °C warmem Wasser, und gießen Sie die Mischung dazu. Gut verrühren und 20 Minuten darin baden. Nehmen Sie täglich so ein Teilbad.

Ein gefäßregenerierendes Zitronenölbad hilft bei schweren und müden Beinen und gegen Krampfadern. Dosierung und Anwendung entnehmen Sie bitte dem Kapitel »Besenreiser« (siehe Seite 38).

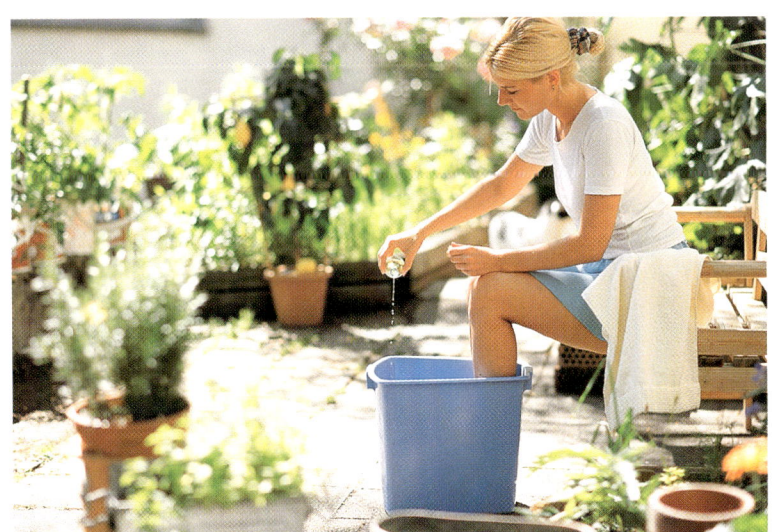

Die Inhaltsstoffe der Zitrone stärken auch die Blutgefäße. Daher ist sie ein wirkungsvolles Mittel bei der Vorbeugung und Behandlung von Krampfadern oder Besenreisern, z. B. als Badezusatz.

Magenprobleme

Ursachen und Beschwerden

Durch die Speiseröhre gelangt die Nahrung in den Magen. Dort wird sie zur Verdauung mit Magensäure versetzt. Außerdem kneten sie seine Muskeln so lange, bis die einzelnen Teile in etwa einen Millimeter große Bruchstücke zerlegt sind. Dann geht es weiter in den Dünndarm. Im Normalfall geschieht dies, ohne dass wir etwas davon merken. Manchmal kann es aber sein, dass Völlegefühl quält. Das Essen liegt einem schwer im Magen. Dann ist die Arbeit der Magenmuskeln gestört, oder es wird nicht genügend Magensäure gebildet. Die Folgen sind Magendruck und Aufstoßen, da die Nahrung übermäßig lang unverdaut im Magen verweilt und nicht weiterbefördert wird.

Etwa einer von 10 000 Helicobacterinfizierten erkrankt an einem Magenkrebs. Wird der Bakterienbefall rechtzeitig festgestellt, dann gibt es heute eine sehr wirksame medikamentöse Behandlung, bei der nach einer Woche über 90 Prozent der Patienten dauerhaft von dem Erreger befreit sind.

Vorsicht bei lang anhaltenden Schmerzen

Wer mindestens eine Woche ununterbrochen unter Beschwerden oder Schmerzen im Magenbereich leidet, sollte unbedingt einen Arzt aufsuchen. Dann könnte die Ursache eine Besiedelung der Magenschleimhäute mit dem Bakterium Helicobacter pylori sein, das neben bösartigen Erkrankungen des Lymphsystems auch die Entstehung von Magenkrebs verursachen soll.

Statistisch ist jeder dritte Deutsche mit Helicobacter pylori infiziert. Bei jedem siebten bis achten wird daraus ein gutartiges Geschwür im Magen oder Zwölffingerdarm.

So hilft die Zitrone bei Magenproblemen

Zitronensaft

Trinken Sie zu jeder Mahlzeit den frisch gepressten Saft von 1 Zitrone mit 1 Glas lauwarmem Wasser. Die Zitronensäure regt im Magen die Bildung von Magensäure und die Tätigkeit der Magenmuskulatur an. Angenehmer Nebeneffekt: Auch zum Abnehmen trägt die Zitrone bei, wenn Sie zu jeder Mahlzeit 2 Esslöffel Zitronensaft einnehmen.

Das können Sie zusätzlich tun

▶ Essen Sie in Ruhe. Fünf kleine Mahlzeiten über den Tag verteilt sind besser als drei große. Kauen Sie die Nahrung gut durch.

▶ Nehmen Sie Ihr Abendbrot nicht unmittelbar vor dem Schlafengehen ein, sondern am besten mindestens zwei Stunden davor.

▶ Meiden Sie sehr heiße, sehr kalte und sehr scharfe sowie sehr fette Speisen.

▶ Nehmen Sie während des Essens keine Getränke zu sich, sondern erst danach. Schrauben Sie Ihren Alkohol- und Kaffeekonsum zurück.

▶ Wenn Sie öfter Probleme mit dem Magen haben: Verzichten Sie auf Gemüse, das Blähungen fördert, z. B. Blumenkohl oder Bohnen.

▶ Tragen Sie keine enge Kleidung, die den Bauch einschnürt. Druck von außen verstimmt den Magen.

Mandelentzündung (Tonsillitis)

Ursachen und Beschwerden

In den meisten Fällen sind die Erreger einer Mandelentzündung – auch Angina oder Tonsillitis genannt – Bakterien (Streptokokken), seltener können aber auch Viren dahinter stecken. Die Mandeln am Rachenhintergrund sind gerötet, angeschwollen und mit gelben Eiterpünktchen belegt. Die Symptome sind Schluckbeschwerden, Halsschmerzen und bei fortgeschrittenen Erkrankungen auch Fieber.

Vorsicht – Folgeschäden bei Mandelentzündungen!
Steigt das Fieber bei Mandelentzündung auf über 39 °C oder hält die Mandelentzündung länger als eine Woche an, muss unbedingt ein Arzt hinzugezogen werden!
Heilen Mandelentzündungen nicht vollständig aus, besteht die Gefahr, dass Streptokokken sich über die Blutbahn im Körper ausbreiten. Sie können dann schwere Nierenschädigungen verursachen oder eine gefährliche Herzmuskelentzündung auslösen, die im fortgeschrittenen Stadium sogar bis zum Herzversagen führen kann.

Die Rachenmandeln erfüllen besonders in der frühen Kindheit wichtige Aufgaben bei der Ausbildung des Immunsystems. Deshalb kommt eine Operation wegen chronischer Entzündungen erst frühestens ab dem Schulalter infrage.

So hilft die Zitrone gegen Mandelentzündung

Gurgeln mit Zitronensaft

Gurgeln Sie alle 2 Stunden für mindestens 1/2 Minute mit dem frisch gepressten Saft von 1 Zitrone. Legen Sie danach den Kopf weit in den Nacken zurück, damit der Saft in die hinteren Rachenbereiche läuft. Die antibakteriellen und antiviralen Kräfte des Zitronensafts greifen die Krankheitserreger direkt an.

Anschließend können Sie den Saft schlucken, um in den Genuss des Vitamins C und der Bioflavonoide zu kommen, um die Abwehrkräfte von innen heraus zu stärken.

Oft bestehen auch organische Ursachen für Mundgeruch: Mandelentzündungen, Veränderungen der Mundschleimhaut aufgrund von Blutkrankheiten, gehemmter Speichelfluss, Bronchitis, Entzündungen der Magenschleimhaut sowie Leber- oder Nierenfunktionsstörungen.

Mundgeruch

Ursachen und Beschwerden

Rund 20 Prozent aller Deutschen leiden an Mundgeruch. Ursachen dafür können Veränderungen im Mund- und Nasen-Rachen-Raum sowie im Magen sein. Hält sich das Symptom über einen längeren Zeitraum, sollte ärztlich abgeklärt werden, ob ein organisches Leiden der Auslöser ist. Sehr häufig sind defekte Zähne daran schuld.

So hilft die Zitrone bei Mundgeruch

Zitronen helfen bei Mundgeruch, der auf bestimmte Gewürze, Alkohol, Zigaretten oder eine mangelhafte Selbstreinigung des Rachenraums aufgrund ungenügender Speichelbildung zurückzuführen ist.

Mundspülung

Spülen Sie mehrmals täglich die Mundhöhle gründlich mit dem frisch gepressten Saft von 1 Zitrone auf 1 Glas Wasser aus.

Zitronenscheiben pur

Kauen Sie jeweils nach den Mahlzeiten 1 Scheibe Zitrone.

Nasenbluten

Ursachen und Beschwerden

In der Regel ist Nasenbluten harmlos und auf eine Verletzung der kleinen Adern in der Nase am so genannten Kiesselbach-Ort, einer besonders gefäßreichen Region im vordersten Teil der Nasenscheidewand, zurückzuführen. Das kann passieren durch einen Schlag auf die Nase, durch heftiges Niesen oder durch intensives Nasenbohren.

Vorsicht bei häufigem Nasenbluten

Kommt es regelmäßig und oft zu Nasenbluten, sollte ein Arzt abklären, ob nicht ein ernsteres Leiden dahinter steckt. So können sich z.B. verschiedene Blutkrankheiten, Bluthochdruck, Leberschädigungen, Tumore oder Gefäßleiden durch Nasenbluten äußern.

Nasenbluten kommt meist schnell zum Stillstand, wenn man für einige Minuten mit Daumen und Zeigefinger die Nasenflügel fest zusammendrückt und währenddessen durch den Mund atmet.

So hilft die Zitrone bei Nasenbluten

Abtupfungen

Pressen Sie etwas frischen Saft aus 1 Zitrone, tauchen Sie ein Wattestäbchen ein, und betupfen Sie damit die vorn liegende Naseninnenwand. Der Kopf sollte leicht vorgeneigt werden, damit das Blut nicht in den Rachen hinabläuft. Zusätzlich können Sie kalte Kompressen auf Stirn und Nacken legen. Die Zitrone verfügt auch über adstringierende (zusammenziehende) Eigenschaften. Kommen verletzte Blutgefäße mit Zitronensaft in Berührung, ziehen sie sich zusammen. Die offene Wunde wird geschlossen, die Blutung hört auf.

Zitrone stoppt den Blutfluss

So wie das Nasenbluten können Sie auch kleinere Schnittwunden oder blutende Verletzungen mit Zitrone behandeln. Träufeln Sie einfach einige Tropfen Zitronensaft auf die Wunde, das wirkt desinfizierend und blutstillend.

Osteoporose (Knochenschwund)

Ursachen und Beschwerden

Fehlt Kalzium, wird nicht nur keine Knochensubstanz mehr aufgebaut. Es wird vielmehr sogar noch aus den Knochen herausgelöst, um alle anderen Vorgänge, für die es benötigt wird, nicht abzubremsen.

Osteoporose ist die häufigste Knochenerkrankung von Erwachsenen. Sie tritt hauptsächlich nach dem 60. Lebensjahr auf und trifft überwiegend Frauen – statistisch beinah jede dritte. Das Tückische daran ist, dass sie schleichend beginnt. Anfangs bemerkt man kaum etwas, bis es plötzlich zu schmerzhaften Wirbeleinbrüchen kommt – äußerlich erkennbar an dem so genannten Altersbuckel. Ursache für die erhöhte Knochenbrüchigkeit ist der mit dem Altern verbundene Abbau von Knochengewebe. Ab dem 40. Lebensjahr verlieren die Knochen jährlich etwa 1,5 Prozent ihrer Substanz. Hochgerechnet auf 30 Jahre danach ist das immerhin ein Drittel der Gesamtmasse. Frauen sind deshalb besonders stark davon betroffen, weil ihrem Organismus mit Beginn der Wechseljahre das für den Knochenaufbau wichtige Hormon Östrogen fehlt. Kommt noch ein Kalziummangel hinzu, kann die Folge übermäßig starker Knochenschwund sein. Der Körper benötigt das Kalzium dringend, um Knochensubstanz aufzubauen und zu erhalten. Etwa ein Kilogramm Kalzium ist im Skelett gespeichert.

Richtlinien für den Kalziumbedarf bei Frauen

Bei der »Optimal Calcium Consensus Conference« des National Institute of Health in Bethesda/USA wurde nach der Auswertung einer Fülle von Studien diese tägliche Kalziumaufnahme für Frauen empfohlen:

▶ Frauen bis zu 24 Jahren: 1200 bis 1500 Milligramm
▶ Frauen zwischen 25 und 50 Jahren: 1000 Milligramm
▶ Frauen über 65 Jahren: 1500 Milligramm
▶ Schwangere oder stillende Frauen: 1200 bis 1500 Milligramm
▶ Frauen in den Wechseljahren mit zusätzlicher Östrogenersatztherapie: 1000 Milligramm
▶ Frauen in den Wechseljahren ohne zusätzliche Östrogenersatztherapie: 1500 Milligramm

Osteoporose frühzeitig vorbeugen

▶ Da der Organismus unbedingt Kalzium benötigt, um Knochenmasse aufzubauen, sollten Sie vermehrt kalziumreiche Nahrungsmittel essen, wie beispielsweise Milchprodukte, Fisch, junges Gemüse, frische Kräuter und Meersalz. Phosphat- und oxalsäurehaltige Kost wie Fleisch, Colagetränke, Spinat, Rhabarber und Tomaten hingegen hemmen die Kalziumaufnahme im Darm und sollten deshalb reduziert werden.

▶ Schränken Sie Ihren Alkohol- und Nikotingenuss ein, da übermäßiger Konsum Skelettschädigungen hervorrufen kann.

▶ Achten Sie auf ausreichend Bewegung. Regelmäßiger Ausdauersport oder Gymnastik fördern den Aufbau von Knochensubstanz.

So hilft die Zitrone bei Osteoporose

Kochen mit Zitrone

Die Verwertung des in Nahrungsmitteln enthaltenen Kalziums können Sie unterstützen, indem Sie bei der Speisezubereitung möglichst oft Zitrone verwenden – z.B. Zitronenessig (siehe Seite 84) für Salatdressings.

Zitronenessig und Zitronensaft

Zitronensäure trägt wesentlich dazu bei, die Kalziumaufnahme und -verwertung im Organismus zu verbessern und damit Osteoporose vorzubeugen. In Zitronenessig sind Kalzium und Zitronensäure enthalten – also gleichzeitig die für den Knochenaufbau benötigte Substanz und diejenige, die ihre Aufnahme anregt. Trinken Sie täglich vor dem Frühstück und dem Abendessen 1 Glas warmes Wasser mit dem Saft von 1 frisch gepressten Zitrone und 1 Esslöffel Zitronenessig. Wenn Sie dies noch mit 1 Esslöffel Honig süßen, steigern Sie zusätzlich den Gehalt an natürlichem Kalzium. Menschen, die an einer Unverträglichkeit von Milchprodukten leiden, z.B. einem Laktasemangel oder einer Nahrungsmittelallergie, sollten zu jeder Mahlzeit den Saft von 1 Zitrone zu sich nehmen, um die ohnehin stark eingeschränkte Kalziumaufnahme zu verbessern.

Wer an Osteoporose leidet, sollte spezielle Wirbelsäulengymnastik betreiben. Wichtig ist außerdem, keine schweren Lasten zu tragen, Rücken und Nackenwirbelsäule beim Arbeiten möglichst gerade zu halten und eine feste, aber elastische Matratze für das Bett anzuschaffen.

Parodontose

Ursachen und Beschwerden

Zeigt das Zahnfleisch eine dunkelrote Farbe und bilden sich dort, wo das Zahnfleisch auf die weiße Zahnsubstanz stößt, rote Ränder, sind das die ersten Anzeichen einer Zahnfleischentzündung (Parodontitis). Wenn die Entzündung schon sehr weit fortgeschritten ist, treten zudem Schmerzen oder starke Blutungen beim Putzen auf.

Reste von Zucker und Kohlenhydraten, die nach dem Essen zwischen den Zähnen haften bleiben, geben Bakterien einen optimalen Nährboden. Die vermehren sich und bilden einen Zahnbelag, die Plaque. Aus den anfangs noch weichen Ablagerungen wird binnen weniger Tage durch Substanzen im Speichel harter Zahnstein. Das Zahnfleisch schwillt an und löst sich vom Zahnhals.

In diese Zahnfleischtasche dringen wiederum Parodontose verursachende Bakterien ein, die Entzündung setzt sich in die Tiefe fort und verdrängt das Zahnfleisch noch weiter. Im Endstadium einer Parodontose ist es so weit zurückgegangen, dass es dem Zahn keinen Halt mehr geben kann. Erst beginnt dieser zu wackeln, später dann droht er auszufallen.

Nach einer Untersuchung der Deutschen Gesellschaft für Parodontologie leiden über 90 Prozent aller Deutschen unter einer beginnenden Parodontose.

So hilft die Zitrone bei Parodontose

Spülungen

Geben Sie den frisch gepressten Saft von 1 Zitrone auf 1 Glas lauwarmes Wasser. Nehmen Sie es schluckweise in den Mund, und spülen Sie damit die Zähne, die Zahnzwischenräume und die ganze Mundhöhle für mindestens 1 Minute.

Der Zitronensaft tötet Bakterien ab, die in ihm enthaltene Säure wirkt plaquelösend und festigt das Zahnfleisch. Führen Sie die Mundspülungen mit Zitrone nach jedem Zähneputzen durch. Der Zahnschmelz erhält durch die Reinigung mit Zahnpasta einen Säureschutzmantel, so dass ihm die Zitronensäure nichts anhaben kann.

Rheumatische Erkrankungen

Ursache und Beschwerden

Knapp 13 Millionen Bundesbürger haben rheumatische Beschwerden, mehr als drei Millionen befinden sich deshalb in ständiger ärztlicher Behandlung. Rheumatische Erkrankungen gehören zu den am weitesten verbreiteten Leiden in Deutschland. »Rheuma« selbst ist keine Krankheit, sondern ein veralteter Überbegriff für knapp 400 Krankheitsbilder, die dem rheumatischen Formenkreis zugeordnet werden. Gemeinsam ist ihnen, dass sie alle den Bewegungsapparat betreffen, mit Schmerzen verbunden sind und zum Teil erheblich die Beweglichkeit einschränken.

Die häufigsten Formen rheumatischer Erkrankungen

▶ *Degenerativ-rheumatische Erkrankungen:* Einseitige Belastung einzelner Gelenke, z. B. am Arbeitsplatz, führt zu starken Abnutzungserscheinungen. Rund 80 Prozent aller Personen über 60 Jahre leiden darunter. Dazu gehören u. a. Arthrose der Gelenke sowie Schäden an den Bandscheiben und Wirbelkörpern.

▶ *Entzündlich-rheumatische Erkrankungen:* Eine Fehlsteuerung des Immunsystems führt dazu, dass die Abwehrzellen den eigenen Organismus angreifen. Sie attackieren die Innenhaut der Gelenke und rufen dort Entzündungen hervor. Langfristig wird das empfindliche Gewebe zerstört. Zu diesem Kreis gehören verschiedene Arten der Arthritis, Morbus Bechterew und die chronische Polyarthritis, bei der mehrere Gelenke gleichzeitig befallen sind. An ihr leiden in Deutschland über 1,2 Millionen Patienten.

▶ *Extraartikuläre rheumatische Erkrankungen:* Hier sind nicht die Gelenke, sondern die Weichteile betroffen: Muskeln, Sehnen, Schleimbeutel, Bänder, Nerven oder das Bindegewebe der Unterhaut. Regelmäßige Überbelastung einzelner Weichteile über einen längeren Zeitraum verursacht Verkrampfungen und Verspannungen, die chronisch werden. Typisches Beispiel: der Tennisarm.

Eine der vielen Theorien zur Entstehung von rheumatischen Erkrankungen geht davon aus, dass die Übersäuerung des Organismus maßgeblich daran beteiligt ist und durch den hohen Säuregehalt in den Gelenken und Weichteilen ganz wesentlich das Fortschreiten des Leidens und die Verschlimmerung der damit verbundenen Schmerzen gefördert werden.

So hilft die Zitrone bei rheumatischen Erkrankungen

Massage mit Zitronenöl

Massieren Sie mehrmals täglich in die betroffenen Körperteile einige Tropfen Zitronenöl, verrührt in 1 Esslöffel Jojobaöl, ein. Es hemmt Entzündungen, wirkt entkrampfend und lindert die Schmerzen.

Heiltee mit Zitrone

Mädesüß, auch Spierstrauch genannt, enthält reichlich Salizylsäureverbindungen wie Salizylaldehyd und Methylsalizylat, aber auch Gerbstoffe und das Flavonoid Spiraeosid, welche zusammen hervorragend gegen rheumatische Beschwerden wirken. Übergießen Sie 2 Teelöffel Mädesüß mit 1/4 Liter kochendem Wasser, lassen Sie es 10 Minuten lang ziehen, und seihen Sie es dann ab. Nach dem Abkühlen auf Trinktemperatur geben Sie pro Tasse Tee den frisch gepressten Saft von 1 Zitrone dazu. Trinken Sie von diesem Tee täglich 2 Tassen, bei einem akuten Schmerzschub 3 Tassen.

Entsäuerung mit Zitronensaft

Auch wenn's sauer schmeckt: Zitronensaft wirkt im Körper stark basisch und ist damit ein natürlicher Gegenspieler des mit für die Beschwerden verantwortlichen Säureüberschusses. Trinken Sie 3-mal täglich den frisch gepressten Saft von 1 Zitrone mit 1 Glas lauwarmem Wasser. Verdoppeln Sie die Dosis – also 3-mal täglich den Saft von 2 Zitronen – bei akuten Schmerzen.

Bei entzündlich-rheumatischen Erkrankungen dürfen Wärmebehandlungen wie Teil- oder Vollbäder nur auf Verordnung des Arztes angewandt werden, da Wärme akute Entzündungsprozesse eventuell verschlimmern kann.

Schmerzlindernde Bäder mit Zitrone

Bäder mit Zitronenöl wirken entzündungshemmend, schmerzlindernd und krampflösend – und duften erfrischend.

▶ Geben Sie auf eine Badewanne mit 38 bis 40 °C warmem Wasser 15 Tropfen Zitronenöl, und entspannen Sie sich 20 Minuten lang darin.

▶ Vermengen Sie jeweils 5 Tropfen Latschenkiefer-, Rosmarin- und Wacholderöl mit 10 Tropfen Zitronenöl, und geben Sie diese Mischung in etwas Sahne oder Honig verrührt dem warmen Badewasser zu.

Sonnenbrand

Ursache und Beschwerden

Unter dem Einfluss starker Sonneneinstrahlung, insbesondere der UV-Anteile des Sonnenlichts, kommt es zu Verbrennungen in den oberen Hautschichten. Einzelne Zellen werden zerstört, die Haut brennt und rötet sich. Je nach Stärke des Sonnenbrands bilden sich Bläschen, in deren Folge sich die oberste Hautschicht abschält. Dabei ist der Schaden für die Haut oft größer als zunächst sichtbar. Wiederholte Sonnenbrände erhöhen das Risiko, an Hautkrebs zu erkranken.

Nach neuen Erkenntnissen bauen reichliche Dosierungen von Vitamin C und E den hauteigenen Sonnenschutz auf. Bei Versuchen an Freiwilligen wurde bereits nach einer Woche Sonne länger ohne Hautrötung vertragen. Eine wirksame Sonnencreme bleibt allerdings trotzdem unerlässlich.

So hilft die Zitrone bei Sonnenbrand

Waschungen

Nehmen Sie Waschungen mit kaltem Zitronenwasser vor. Geben Sie dafür den gepressten Saft von 3 Zitronen auf 1/2 Liter kaltes Wasser, und waschen Sie damit vorsichtig die von Sonnenbrand betroffenen Hautstellen ab. Das Zitronenwasser kühlt, wirkt desinfizierend und unterstützt die Hautregeneration.

Zitronen-Quark-Honig-Packung

Legen Sie nach den Waschungen mit Zitronenwasser noch eine milde Heilpackung auf. Dafür benötigen Sie 250 Gramm Quark, 2 Esslöffel klaren Honig und 1 Esslöffel Zitronensaft. Verrühren Sie alle Zutaten gut, und tragen Sie den Brei auf die betroffenen Stellen auf. Nach 15 Minuten mit klarem Wasser abspülen.

Hautöl gegen Brandblasen

Bei Verbrennungen bis zum ersten Grad beugt diese Mischung Brandblasen vor, lindert den Schmerz und unterstützt den Heilungsprozess. Vermengen Sie 40 Tropfen Nachtkerzenöl mit 30 Tropfen Zitronenöl. Massieren Sie mehrmals täglich einige Tropfen davon in die betroffene Hautregion ein.

Zellulite (Orangenhaut)

Ursachen und Beschwerden

Knapp 50 Prozent aller Frauen in Deutschland leiden mehr oder weniger stark darunter: Zellulite, Orangenhaut an den Oberschenkeln und am Po. Niemand kann vorhersagen, wen es trifft.

Junge, schlanke, ältere oder übergewichtige Frauen – keine ist hundertprozentig davor geschützt. Zellulite ist eine anlagebedingte Bindegewebeveränderung. Von Natur aus ist das weibliche Bindegewebe elastischer als das männliche und deshalb besser dehnbar. Außerdem ist die Haut so aufgebaut, dass sie mehr Fett einlagert. Beide Faktoren begünstigen das Entstehen von Zellulite. Allerdings beinhaltet die Orangenhaut neben den Fetteinlagerungen auch einen erhöhten Anteil an Wasser und Schlacken.

Radikale Diäten verschlimmern eher das Zelluliteproblem, weil das ohnehin schwache Bindegewebe noch dünner wird, die hervortretenden prallen Fettzellen dagegen ziemlich beständig ihre Reserven weiter horten.

Der Zellulitetest

Wie weit Zellulite fortgeschritten ist, kann man leicht selbst mit dem Kneiftest feststellen. Dazu wird die Oberschenkelhaut mit Daumen und Zeigefinger zusammengeschoben und gleich darauf losgelassen:

▶ Zeigen sich lediglich leichte Dellen, die nach wenigen Sekunden von selbst verschwinden, ist die Bindegewebeveränderung erst im Frühstadium.

▶ Bleiben die Dellen länger sichtbar oder sind sogar ohne Kneifen an den ausgestreckten Beinen zu erkennen, ist die Zellulite bereits weiter fortgeschritten.

▶ Sind die Dellen auch im Sitzen vorhanden und schmerzt die Haut beim Kneifen, liegt eine ausgeprägte Orangenhaut vor.

So hilft die Zitrone bei Zellulite

Das ätherische Öl der Zitronen verfügt über gewebefestigende und -stärkende Eigenschaften und trägt deshalb auch hervorragend dazu bei, geschwächtes Bindegewebe zu kräftigen.

Massage mit Zitronenöl

Massieren Sie ganz einfach täglich morgens und abends einige mit 1 Esslöffel Jojobaöl verrührte Tropfen Zitronenöl in die von Zellulite betroffenen Hautregionen ein.

Hautregenerierendes Zitronenzelluliteöl

Geben Sie auf 50 Milliliter Jojobaöl 15 Tropfen Zitronenöl und jeweils 10 Tropfen Nachtkerzenöl und Zypressenöl. Sie können dieses Antizelluliteöl jeden Tag verwenden – zur Hautregenerierung, Hautpflege und Bindegewebefestigung in einem.

Zellulitetee

Da bei Zellulite auch eine verstärkte Ansammlung von Schlacken und Wasser im Gewebe vorliegt, ist es wichtig, die äußere Behandlung mit einem Tee innerlich zu unterstützen. Sie benötigen 100 Gramm Brennnesselblätter, 50 Gramm Löwenzahnwurzeln und 50 Gramm Mädesüß. Nehmen Sie von dieser Teemischung 3 Teelöffel, und übergießen Sie sie mit kochendem Wasser. 10 Minuten lang ziehen lassen, dann abseihen und pro Tasse den Saft von 1 Zitrone zugeben. Trinken Sie über mindestens 6 Wochen täglich 2 Tassen.

Neben äußerlichen Maßnahmen hilft langfristig am ehesten eine Ernährungsumstellung. Viel Vitamin C aus Obst und Gemüse, mageres Eiweiß aus Fisch, Fleisch, Soja und Hülsenfrüchten sowie pflanzliche Öle mit essenziellen Fettsäuren sollten die wesentlichen Bausteine des Speiseplans sein.

Durch die stärkende Wirkung auf das Bindegewebe kann die gelbe Frucht sogar bei Zellulite helfen. Zitronenmassagen sind wohltuend und reduzieren die unschönen Dellen in der Haut.

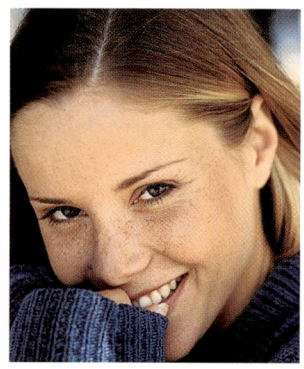

Zitronen sind auch ideal für Haut und Haare geeignet.

Schönheitspflege mit der Zitrone

Die Vielzahl der Nähr- und Aufbaustoffe in der Zitrone machen sie nicht nur zu einem beliebten Heilmittel in der Hausapotheke, sondern auch zu einem hochwertigen Produkt in der Naturkosmetik. Wir haben hier einige einfache Rezepte für die tägliche Pflege von Haut und Haaren sowie für die Behebung kleinerer kosmetischer Probleme für Sie zusammengestellt. Probieren Sie das eine oder andere aus, und finden Sie selbst heraus, welche der hier aufgeführten Körperöl-, Haarkur-, oder Bädermischungen am besten zu Ihnen passt.

Hautpflege

Die Zitrone ist ein wahres Wundermittel für die Haut: Zitronencremes und -öle wirken Alterungsprozessen entgegen, festigen, straffen, reinigen und regenerieren – und das alles auf ganz natürliche Art und mit dem frischen Duft der Zitrone. Deshalb wird die gelbe Frucht auch mit großer Vorliebe von der Kosmetikindustrie für viele Fertigpräparate verwendet. Mit nur wenig Aufwand können Sie Ihrer Haut die Wirkstoffe der Zitrone billiger und frischer zugute kommen lassen – mit selbst gemachten Pflegemitteln.

Jojoba- und Avocadoöl sind besonders hautfreundlich und eignen sich deshalb gut als Trägersubstanz für Pflegepräparate mit ätherischen Ölen. Sie werden kaum ranzig, wenn sie bei Zimmertemperatur in dunklen Glasflaschen aufbewahrt werden.

Gesichts- und Körperöle

Pflegeöl für fettige Haut
Zutaten: 50 ml kaltgepresstes Jojobaöl, 6 Tropfen Zitronenöl, 4 Tropfen Zypressenöl
Anwendung: Vermengen Sie das Jojobaöl mit dem Zitronen- und dem Zypressenöl. Massieren Sie diese Mischung morgens und abends sanft in die Haut ein.

Zitronengras-Zitronen-Öl

Zutaten: 250 ml Jojobaöl, 250 ml Avocadoöl, 2 Zitronen, 4 Stiele frisches Zitronengras (auf Obst- und Gemüsemärkten), 2 EL getrocknetes Zitronengras (aus dem Kräuterladen), 1 verschließbare Flasche aus braunem Glas, 30 Tropfen Nachtkerzenöl

Anwendung: Mischen Sie das Jojoba- mit dem Avocadoöl, und geben Sie die frisch geschälten Schalen der Zitronen und den gepressten Saft zu. Schneiden Sie die frischen Zitronengrasstiele in 2 bis 3 Zentimeter lange Stücke, und legen Sie sie auf ein Küchenbrett. Pressen Sie die Stiele mit einem harten Gegenstand, z. B. einem Kartoffelstampfer, bis der Saft auszutreten beginnt. Erst dadurch wird das ätherische Öl des Zitronengrases freigesetzt. Geben Sie danach die gepressten Stücke mit dem getrockneten Zitronengras zu der Ölmischung.

Stellen Sie die noch offene Flasche mit dem Öl für 30 Minuten in ein 40 bis 50 °C warmes Wasserbad. Nach dem Herausnehmen wird die Flasche verschlossen und an einem Platz mit Zimmertemperatur aufbewahrt. Die Flasche muss etwa 1 Monat lang stehen, damit die wertvollen Inhaltsstoffe von Zitronengras und Zitrone in das Öl übergehen. Während dieser Zeit sollte sie etwa jeden zweiten Tag einmal kurz geschüttelt werden.

Ist der Monat verstrichen, wird die Ölmischung durch ein Leinentuch gegossen, um Zitronengras- und Zitronenteile herauszufiltern. Geben Sie nun noch das Nachtkerzenöl zu, und verschütteln Sie die Ölmischung kräftig. Das fertige Öl kann dann für Einreibungen zur Pflege und Vitalisierung der Haut verwendet werden.

Zitronengras-Zitronen-Öl eignet sich hervorragend für äußerliche Einreibungen bei Hexenschuss, rheumatischen Erkrankungen, Verstauchungen und Verrenkungen. Sie können das Öl dabei pur, d. h. ohne die Zugabe des Nachtkerzenöls, verwenden.

Masken und Packungen

Zitronenmaske gegen Falten

Zutaten: 1 Eigelb, 1 EL Jojobaöl, 1 Zitrone
Anwendung: Verrühren Sie das Eigelb und das Jojobaöl miteinander. Pressen Sie die Zitrone aus, und geben Sie den Saft zu dem Gemisch. Massieren Sie die Ölpackung gut in die faltigen Hautpartien ein. Nach 20 Minuten Einwirkzeit können Sie die Maske mit möglichst kaltem Wasser wieder abwaschen.

Auflage gegen fettige Haut

Zutaten: 1/2 l Wasser, 5 Tropfen Zitronenöl, 1 EL Sahne

Anwendung: Erwärmen Sie das Wasser, und geben Sie das Zitronenöl mit der Sahne verrührt zu. Tauchen Sie ein Leinentuch ein, wringen Sie es aus, und legen Sie es für 15 Minuten auf die Haut.

Zitronen-Quark-Packung für beanspruchte Haut

Zutaten: 50 g Magerquark, 5 Tropfen Zitronenöl, 2 EL lauwarmes Wasser, 1 EL Honig

Anwendung: Geben Sie dem Magerquark zuerst das Zitronenöl, dann das Wasser und zum Schluss den Honig zu. Verrühren Sie alles gründlich, und tragen Sie die Mischung auf die Haut auf. Nach 10 bis 15 Minuten Einwirkzeit können Sie die Packung mit warmem Wasser abspülen und das Gesicht sanft trockentupfen.

Alle Gesichtspflegemittel sollten stets frisch zubereitet werden, Reste bitte nicht aufheben! Die Zutaten sind leicht verderblich, und auch das Vitamin C der Zitrone wird unter dem Einfluss von Licht und Sauerstoff sehr rasch abgebaut.

Zitronen-Bananen-Maske gegen trockene Haut

Zutaten: 1 reife Banane, 3 Tropfen Zitronenöl, jeweils 1 Schnapsglas Avocado- und Jojobaöl, 2 Eigelbe, 2 Zitronen

Anwendung: Zerdrücken Sie die Banane, und verrühren Sie sie zusammen mit dem Zitronen-, dem Avocado- und dem Jojobaöl sowie den Eigelben zu einem geschmeidigen Brei. Tragen Sie die Masse auf die Haut auf. Lassen Sie sie 20 Minuten lang einwirken, und waschen Sie sie dann mit Zitronenwasser ab. Für diesen Zweck geben Sie den Saft der 2 Zitronen auf etwa 1 Liter warmes Wasser.

Zum Reinigen und Erfrischen

Zitronen-Milch-Reinigungslösung

Zutaten: 1 Zitrone, 100 ml Milch, 1 EL Honig

Anwendung: Pressen Sie die Zitrone aus. Rühren Sie den Saft in die Milch ein, und geben Sie dann den Honig dazu. Tränken Sie einen Wattebausch mit dieser Mischung, tupfen Sie sanft Ihre Haut damit ab, und lassen Sie die Lösung 3 bis 5 Minuten lang einwirken. Anschließend können Sie Ihr Gesicht wie gewohnt mit reichlich klarem, warmem Wasser nachwaschen.

Zitronenwasser gegen Falten

Zutaten: 2 Zitronen, 1 Schnapsglas warmes Wasser

Anwendung: Kleine Falten verschwinden, wenn sie regelmäßig der adstringierenden Wirkung von Zitronensaft ausgesetzt werden. Pressen Sie die Zitronen aus, und gießen Sie den Saft in das Wasser. Verrühren Sie das Ganze gut. Betupfen Sie täglich morgens und abends mit einem mit Zitronenwasser getränkten Pad die Falten.

Zitronen-Kognak-Lösung gegen Pickel und Mitesser

Zutaten: 1 Zitrone, 1 TL Kognak

Anwendung: Pressen Sie die Zitrone aus, und mischen Sie den Saft mit dem Kognak. Betupfen Sie mit einem mit dieser Lösung getränkten Wattestäbchen mehrmals täglich die Pickel oder Mitesser.

Zitronen-Honig-Wasser gegen raue Haut

Zutaten: 1 EL Honig, 1/4 l Wasser, 1 Zitrone

Anwendung: Verrühren Sie den Honig mit dem Wasser. Pressen Sie die Zitrone aus, und geben Sie den Saft zu. Betupfen Sie mit einem Wattebausch raue Hautstellen, oder – beispielsweise für die Hände – machen Sie Teilbäder in der Lösung.

Zitronenkraft gegen Sommersprossen: Störende Sommersprossen verschwinden, wenn sie über einen längeren Zeitraum hinweg regelmäßig mit Zitronensaft betupft werden.

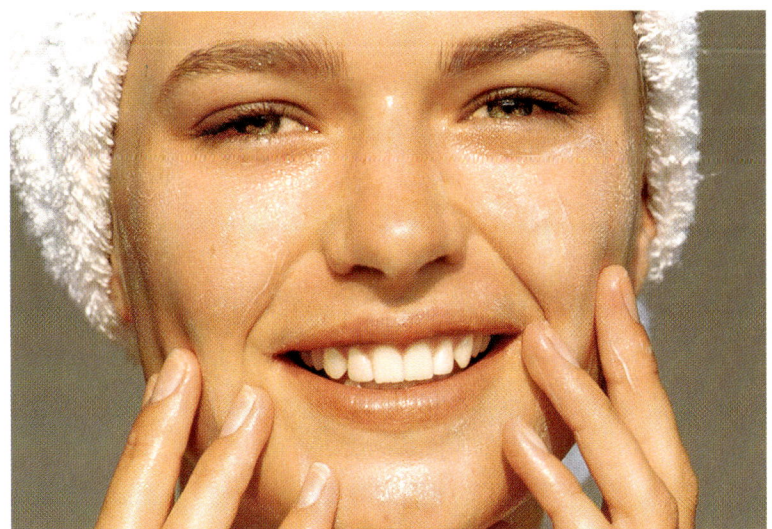

Durch ihre adstringierende (zusammenziehende) und erfrischende Wirkung verhilft die Zitrone schnell zu einem jugendlichen und vitalen Aussehen.

Haarpflege

Nutzen Sie die Kraft der Zitrone auch in der Haarpflege. Die Inhaltsstoffe der Zitrone sorgen für eine gesunde Kopfhaut und verleihen den Haaren seidigen Glanz.

Zitronenshampoo gegen fettiges Haar

Zutaten: 5 TL Seifenkraut, 1/2 l Wasser, 1 Zitrone, 2 Eigelbe, 5 Tropfen Zitronenöl

Anwendung: Geben Sie das Seifenkraut in das Wasser. Bringen Sie die Mischung langsam zum Kochen, und lassen Sie sie danach 10 Minuten lang ziehen. Auf etwa Körpertemperatur abkühlen lassen. Währenddessen können Sie die Zitrone auspressen. Rühren Sie die Eigelbe, den Zitronensaft und das Zitronenöl in die erkaltete Masse. Waschen Sie sich anschließend mit diesem Shampoo die Haare. Das reguliert nicht nur den Fetthaushalt der Kopfhaut, sondern verleiht Ihren Haaren auch noch einen angenehm frischen Duft nach Zitrone.

Der Saft von 1/2 Zitrone in 1/4 Liter lauwarmem Wasser macht die Haare glänzend und neutralisiert letzte Shampooreste, wenn Sie nach der Wäsche die Haare damit spülen. Die Spülung muss nicht mehr ausgewaschen werden.

Zitronenpflegekur gegen glanzloses Haar

Zutaten: 1 Zitrone, 1/2 l Wasser, 2 EL Olivenöl

Anwendung: Pressen Sie die Zitrone aus. Fügen Sie dem Wasser zuerst den Zitronensaft und dann das Olivenöl zu. Erwärmen Sie die Mischung auf Körpertemperatur, massieren Sie sie in die Haare ein, und umwickeln Sie diese anschließend mit einem Handtuch. Lassen Sie die Kur 30 bis 45 Minuten lang einwirken. Dann können Sie sie mit klarem Wasser gründlich auswaschen.

Aufheller für blondes Haar

Mit diesem natürlichen Bleichmittel werden blonde Haare etwas heller. Pressen Sie dazu 2 Zitronen aus. Reiben Sie nach der normalen Haarwäsche einfach den puren Zitronensaft in Ihre Haare ein. Lassen Sie den Saft 10 Minuten lang einwirken, und spülen Sie ihn anschließend gründlich aus.

Bäder

Bäder mit Zitrone tun Körper und Seele gleichermaßen gut: Der Duft des ätherischen Öls im Wasserdampf wirkt wie eine Aromatherapie auf emotional-psychischer Ebene, die Substanzen der Zitrone im Badezusatz pflegen und regenerieren Ihre Haut. Lassen Sie sich rundum verwöhnen – mit Zitronenbädern aus dem Garten der Natur!

Pflegendes Zitronen-Molke-Bad
Zutaten: 5 Zitronen, 8 Tropfen Zitronenöl, 2 l Molke
Anwendung: Pressen Sie die Zitronen aus, und rühren Sie den Saft zusammen mit dem Zitronenöl in die Molke ein. Geben Sie die Mischung in ein Vollbad mit einer Temperatur zwischen 34 und 36 °C. Bleiben Sie 15 bis 20 Minuten lang in der Wanne, und genießen Sie den Duft und die wohltuenden Essenzen auf Ihrer Haut.

Zitronenbad als Muntermacher am Morgen
Zutaten: 1 Zitrone, Wasser, 1 EL Honig, 5 Tropfen Zitronenöl, jeweils 2 Tropfen Rosmarin- und Eukalyptusöl
Anwendung: Schneiden Sie am Vorabend die Zitrone in Scheiben, und geben Sie diese in eine Schale. Füllen Sie so viel Wasser ein, dass die Scheiben gerade bedeckt sind, und lassen Sie sie über Nacht ziehen. Geben Sie die Scheiben am Morgen mit dem Wasser sowie dem mit Honig verrührten Zitronen-, Rosmarin- und Eukalyptusöl in die volle Badewanne. Baden Sie 15 Minuten lang darin – Sie fühlen sich wie neugeboren und starten fit in den Tag!

Zitronenregeneration für müde Füße
Zutaten: 1 Zitrone, 5 Tropfen Zitronenöl, 3 Tropfen Lavendelöl, 1 EL Sahne
Anwendung: Pressen Sie vor dem Fußbad die Zitrone aus. Mischen Sie die übrigen Zutaten, und geben Sie sie in eine Fußbadewanne mit warmem Wasser. Baden Sie die Füße 15 Minuten lang darin. Nach dem Abtrocknen den frischen Zitronensaft in die Haut einmassieren.

Molke enthält alle wertvollen Stoffe der Milch in konzentrierter Form und ist ein altbewährter Schönmacher für die Haut. Wenn Sie sie nicht bei Ihrem Lebensmittelhändler bekommen, können Sie ersatzweise auch Buttermilch für das Bad nehmen.

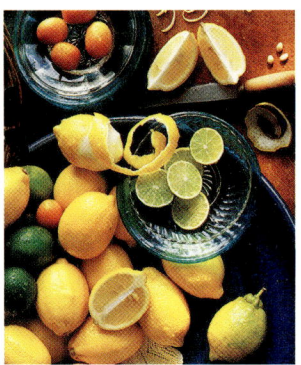

*Gesund und abwechslungs-
reich kochen mit Zitronen.*

Zitronenrezepte für die Küche

Zitronen sind aus der modernen Küche nicht mehr wegzudenken. Wir haben spezielle Rezepte für Sie gesammelt, bei denen sich die einzigartigen Wirkstoffe der Zitrone mit denen der anderen Zutaten ideal ergänzen, unter gesundheitlichen und – natürlich nicht zuletzt auch – unter lukullischen Aspekten. Die etwas andere Art zu genießen und gleichzeitig das Wohlbefinden zu steigern!

Süßen und würzen mit Zitrusaroma

Zitronenzucker
Zutaten: getrocknete Schalen von 3 Zitronen, 200 g Zucker
Zubereitung: Reiben Sie die getrockneten Schalen mit einer Reibe, z. B. einer Muskatnussreibe, zu feinem Pulver, und mischen Sie es unter den Zucker. Die Zitronenschalen sollten gut durchgetrocknet sein, da sonst der Zucker verklumpt.

Zitronenzucker, angereichert mit den wertvollen Pektinen der Schalen, eignet sich sehr gut zum Süßen von Fruchtsalaten oder anderen Fruchtzubereitungen, Süßspeisen, Müsli oder Tee.

Gut durchgetrocknete Zitronenschale kann man auch in kleine Stücke brechen und mit ganzen Pfefferkörnern in die Mühle geben. Der Zitronenpfeffer wird gleich über der Speise gemahlen, und man erspart sich das mühselige Reiben.

Zitronenpfeffer
Zutaten: getrocknete Schalen von 2 kleinen Zitronen,
50 g schwarzer Pfeffer
Zubereitung: Reiben Sie die Zitronenschalen mit einer Reibe zu feinem Pulver, und mischen Sie es unter den Pfeffer. Die Zitronenschalen müssen absolut trocken sein, da sich sonst im Pfeffer Klumpen bilden könnten. Zitronenpfeffer eignet sich zum Würzen aller Gerichte, die sonst auch mit schwarzem Pfeffer gewürzt werden, verleiht ihnen aber noch zusätzlich einen Hauch von Zitrusgeschmack.

Zitronenöl

Zutaten: 3 Zitronen, 3/4 l Olivenöl, 8 Knoblauchzehen

Zubereitung: Schälen Sie die Zitronen. Achten Sie dabei darauf, dass Sie dünne Streifen von den Schalen ohne weiße Unterhaut haben. Geben Sie die Schalen mit so viel Olivenöl in eine Pfanne, dass sie darin schwimmen. Erhitzen Sie das Öl, und lassen Sie die Schalen darin bei kleiner Hitze 5 Minuten lang ziehen. Stellen Sie die Pfanne beiseite, und lassen Sie die Mischung abkühlen.

In der Zwischenzeit können Sie die Knoblauchzehen abziehen und zerdrücken. Schütten Sie das restliche Olivenöl in einen verschließbaren Glasbehälter, z. B. ein Einmachglas. Geben Sie das erkaltete Öl mit den Schalen aus der Pfanne und dem Knoblauch in das Glas. Lassen Sie das Öl nun 2 Wochen lang ziehen, dann ist es gebrauchsfertig. Nach dem Öffnen sollten Sie das Öl am besten im Kühlschrank aufbewahren. Zitronenöl eignet sich mit seiner feinen Note von Zitrusgeschmack bestens zum Anrichten köstlicher Salate, zum Braten und als Grundlage für Marinaden.

Olivenöl flockt im Kühlschrank aufbewahrt leicht aus und wird trüb. Das bedeutet aber keine Qualitätsminderung: Sobald das Öl Zimmertemperatur hat, wird es wieder klar.

Tipp Wenn Sie statt des Olivenöls Safloröl verwenden und den Knoblauch weglassen, können Sie das Zitronenöl auch zum Backen von Kuchen oder Plätzchen verwenden.

Warum Zitronenöl so gesund ist

Diese Ölmischung ist dank der wertvollen Inhaltsstoffe der Zitrone und des Olivenöls nicht nur besonders würzig, sondern auch sehr gesund. Und das liegt daran: Um funktionstüchtig zu bleiben, benötigt der menschliche Organismus für eine Vielzahl von Stoffwechselabläufen essenzielle Fettsäuren, die er selbst nicht herstellen kann. Diese Säuren muss man dem Körper also von außen zuführen. Es handelt sich dabei um die so genannten mehrfach ungesättigten Fettsäuren. Aber auch einfach ungesättigte Fettsäuren werden gebraucht, die der Organismus ebenso mit der Nahrung aufnehmen muss. Im Zitronenöl sind beide Formen dieser lebenswichtigen Fettsäuren vorhanden, kombiniert mit den wertvollen Inhaltsstoffen und natürlich dem köstlichen Geschmack der Zitrone.

Zitronenessig – Essig, dem Zitronensaft zugesetzt wurde – gibt es zu kaufen. Sie können ihn jedoch auf der Basis von Apfelessig auch selbst herstellen und kommen damit gleichzeitig in den Genuss der heilenden Kräfte von Apfelessig und von Zitrone.

Zitronenessig

Zutaten: 4 Zitronen, 3/4 l Apfelessig

Zubereitung: Schälen Sie die Zitronen mit einem Handschäler, so dass die weiße Unterhaut nicht mit der Schale abgeht. Pressen Sie den Saft aus, und geben Sie ihn mit den Schalen in ein 1-Liter-Einmachglas. Erwärmen Sie den Apfelessig auf 50 bis 60 °C, und schütten Sie ihn zu den Schalen und dem Saft in das Einmachglas.

Schütteln Sie das Glas nach dem Verschließen gut durch, und lassen Sie es bei Zimmertemperatur 2 Wochen lang stehen. Während dieser Reifezeit sollte der Zitronenessigansatz etwa jeden zweiten Tag 1-mal kräftig geschüttelt werden. Nach 2 Wochen können Sie den fertigen Essig durch ein feines Sieb abseihen. Zitronenessig eignet sich hervorragend zum Würzen frischer Salate und als Grundlage für Marinaden, z. B. zum Einlegen von Fleisch.

Info Im Zitronenessig kommen noch die Vitamine, Mineralstoffe und Spurenelemente des Apfelessigs hinzu. Das sind u. a. etliche Vitamine aus der B-Gruppe, Vitamin E, Vitamin A und Beta-Karotin, Kalzium, Kalium, Natrium, Magnesium, Phosphor, Schwefel, Silizium, Eisen und das für die Zahngesundheit so wichtige Fluor.

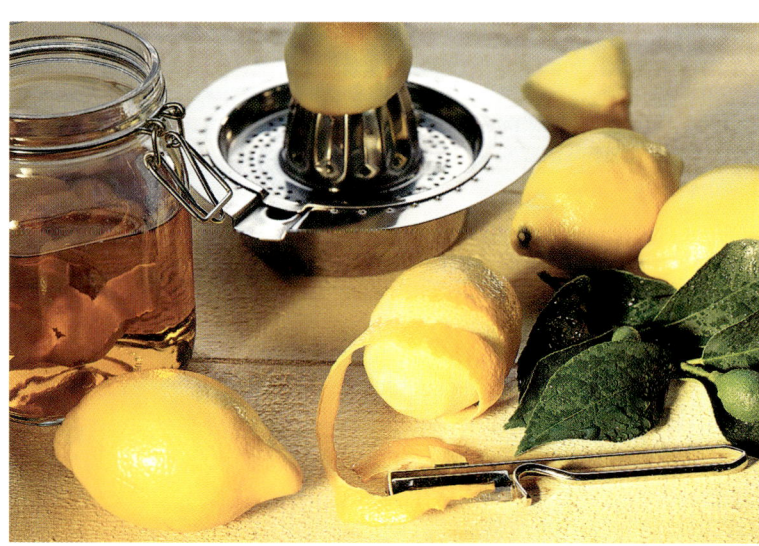

Mit Zitrone aromatisierter Essig ist ganz einfach selbst herzustellen und bringt Abwechslung in die Küche. Experimentieren Sie ruhig ein wenig – Sie werden sehen, wie vielen Gerichten er den letzten Pfiff verleiht.

Dressings, Aufstriche und Marinaden

Zitronendressing für Fruchtsalate

Zutaten: 6 Zitronen, 3 EL Distel- oder Weizenkeimöl,
2 TL Zucker, 1 Prise Salz
Zubereitung: Die Zitronen auspressen und den Saft mit den übrigen
Zutaten gut verrühren. Das Dressing eignet sich als Beigabe für alle
Fruchtsalate.

Zitronen-Eier-Aufstrich

Zutaten: 5 Zitronen, 150 g Butter, 2 EL klarer Honig,
200 g Zucker, 4 Eier, 1 Eigelb
Zubereitung: Reiben Sie die Schalen der Zitronen ab, pressen Sie den
Saft aus, und vermischen Sie beides miteinander. Erhitzen Sie die Butter bei minimaler Hitze, so dass sie gerade zerläuft. Rühren Sie den
Honig und den Zucker ein, bis beides vollständig aufgelöst ist. Schlagen Sie die 4 Eier leicht cremig. Ziehen Sie sie zusammen mit dem Eigelb und der Saftmischung mit einem Schneebesen unter die Butter.
Lassen Sie das Ganze unter ständigem Rühren mit einem Kochlöffel
bei kleiner Hitze so lange eindicken, bis es die Streichfähigkeit von
Marmelade erreicht hat. Nach dem Abkühlen auf Zimmertemperatur
können Sie die Creme in verschließbare Gläser füllen. Sie ist ein gesunder und schmackhafter Aufstrich für Brötchen, Baguette, Toast
oder Biskuitplätzchen.

Die Zitronen-Eier-Creme schmeckt auch sehr gut als Füllung für sommerliche Obsttorten. Streichen Sie die sahnige Masse in dünner Schicht auf den Tortenboden, bevor Sie ihn mit frischen Beeren oder anderen Früchten belegen.

Pikante Zitronenbutter

Zutaten: 150 g Butter, 2 Zitronen, 1/4 Bund klein gehackte
Petersilie, 1 Prise schwarzer Pfeffer
Zubereitung: Erwärmen Sie die Butter so, dass sie weich wird, aber
nicht zerläuft. Rühren Sie den frisch gepressten Saft der Zitronen, die
Petersilie und den Pfeffer ein. Füllen Sie die Butter anschließend in
Eiswürfelformen, und lassen Sie sie im Kühlschrank hart werden. Pikante Zitronenbutter passt gut als Beigabe zu Fisch-, Fleisch- und
Gemüsegerichten aus der Pfanne sowie als Toastaufstrich.

Probieren Sie auch mal gebratenes Fischfilet, das zuvor in asiatischer Zitronenmarinade eingelegt wurde. Am besten passen dazu kurz gedünstete Zuckerschoten und ein feiner Langkornreis, z. B. Basmati oder thailändischer Duftreis.

Asiatische Zitronenmarinade

Zutaten: 2 Zitronen, 2 Knoblauchzehen, 50 ml dunkle Sojasauce, 1 Messerspitze Ingwerpulver, 200 ml Sonnenblumen- oder Weizenkeimöl, 1/8 l trockener Weißwein, 1 TL brauner Zucker

Zubereitung: Pressen Sie die beiden Zitronen aus. Ziehen Sie den Knoblauch ab, und zerdrücken Sie ihn. Geben Sie den Zitronensaft und den Knoblauch mit den restlichen Zutaten zusammen, und rühren Sie, bis der braune Zucker aufgelöst ist. Diese Zitronenmarinade eignet sich vorzüglich zum Einlegen aller Arten von Fleisch. Lassen Sie es mindestens 1 1/2 Stunden lang darin ziehen.

Zitronenmarinade für Gegrilltes

Zutaten: 2 Zitronen, 1/4 l Olivenöl, 1 EL Apfelessig, 1 TL brauner Zucker, 3 Knoblauchzehen, 1 TL Senf (je nach Geschmack süß oder scharf), 1 Prise Salz

Zubereitung: Pressen Sie die Zitronen aus, und fügen Sie den Saft dem Olivenöl zu. Rühren Sie den Apfelessig und den Zucker unter. Ziehen Sie den Knoblauch ab, zerdrücken Sie ihn, und geben Sie ihn ebenfalls zu. Schmecken Sie die Marinade mit dem Senf und dem Salz ab.
Legen Sie Rind- oder Hühnerfleisch vor dem Grillen kurz in dieser Marinade ein. Dies verleiht dem Fleisch nicht nur eine würzige Note, sondern neutralisiert auch die Krebs erregenden Substanzen, die beim Grillen frei werden können.

Zitrone macht Grillfleisch unbedenklich

So gut Grillfleisch auch schmeckt, es ist nicht immer unschädlich. Denn unter dem Einfluss von Hitze können sich beim Grillen von Rind- und Hühnerfleisch aus normalerweise harmlosen Bestandteilen heterozyklische Amine bilden, die als stark Krebs erregend gelten. Amerikanische Wissenschaftler fanden nun heraus, dass sich die Bildung dieser Substanzen weitgehend verhindern lässt, wenn das Fleisch vor dem Grillen in Zitronenmarinade eingelegt wird. Nur wenige Sekunden genügen, und es entstehen bei Rindfleisch lediglich noch ein Zehntel, bei Hühnerfleisch sogar nur noch ein Hundertstel der Menge an heterozyklischen Aminen, die ohne Einlegen zu erwarten wäre.

Hauptgerichte mit Zitrone

Zitronen-Hühner-Suppe (für 4 Personen)

Zutaten: 2 Zitronen, 1 l Hühnerbrühe, 80 g Reis, 2 Eier

Zubereitung: Reiben Sie die Schale der ersten Zitrone, und pressen Sie sie aus. Schälen Sie die zweite Zitrone, und schneiden Sie sie in möglichst dünne Scheiben. Bringen Sie die Brühe zum Kochen, geben Sie den Reis zu, und lassen Sie ihn ziehen, bis er weich ist.

Schlagen Sie in der Zwischenzeit die Eier in einer großen Schale auf, und rühren Sie den Zitronensaft ein. Ziehen Sie die Hälfte der heißen Hühnerbrühe mit einem Schneebesen unter das Gemisch. Schütten Sie es zurück in den Topf mit der restlichen Brühe und dem Reis. Geben Sie die geriebene Zitronenschale dazu. Noch einmal kurz erhitzen, in Suppenteller füllen und mit den dünnen Zitronenscheiben auf der Oberfläche garniert servieren.

Zitronenhuhn (für 4 Personen)

Zutaten: 1 Huhn, 2 EL Butter, 2 EL Olivenöl, 6 Knoblauchzehen, 6 Zitronen, 1 TL Oregano, 1 Tasse Hühnerbrühe, 1 Zwiebel, Pfeffer, Salz, 250 g kleine ganze Champignons

Zubereitung: Waschen, trocknen und vierteln Sie das Huhn. Erhitzen Sie die Butter und das Olivenöl in einer großen Pfanne. Vierteln Sie den Knoblauch, streuen Sie ihn dazu, und braten Sie ihn an, bis sich eine erste Bräunung zeigt. Geben Sie die Hühnerteile zu, und braten Sie sie von allen Seiten bis zur ersten Bräunung an.

Pressen Sie die Zitronen aus. Vermischen Sie den Saft mit dem Oregano, und übergießen Sie die Hühnerteile damit. Decken Sie die Pfanne zu, und lassen Sie das Ganze 15 Minuten lang garen.

Übergießen Sie die Hühnerteile mit der Hühnerbrühe. Schneiden Sie die Zwiebel in Ringe, und geben Sie sie zu. Schmecken Sie alles mit Salz und Pfeffer ab. Decken Sie die Pfanne zu, und lassen Sie das Huhn weitere 5 Minuten lang kochen. Mischen Sie die Champignons unter. Wenn das Hühnerfleisch zart durch ist, kann es mit Reis, Kroketten oder Kartoffeln serviert werden.

Sie können statt der kleinen Champignons für das Zitronenhuhn auch große Champignons verwenden, die Sie in feine Scheiben geschnitten haben.

Desserts und allerlei Süßes

Zitronencrêpes (für 4 Personen)

Zutaten: 2 Eier, 3 Zitronen, 180 g Mehl, 80 ml Wasser, 1 EL Sonnenblumen- oder Weizenkeimöl, 1 TL Zucker, 1 knapper TL geriebene Zitronenschale, 1 Messerspitze Salz, Fett oder Öl zum Ausbacken

Zubereitung: Schlagen Sie die Eier in einer großen Rührschüssel auf. Pressen Sie die Zitronen aus. Rühren Sie nacheinander den Zitronensaft, das Mehl, das Wasser, das Öl, den Zucker, die Zitronenschale und das Salz in die Eier ein, bis ein weicher Teig entstanden ist. Erhitzen Sie etwas Fett oder Öl in der Pfanne, und backen Sie die Crêpes aus. Pro Crêpe benötigen Sie 2 Esslöffel Teig.

Für die Crêpefüllung eignen sich besonders gut säuerliche Orangen- oder Sauerkirschmarmelade. Oder genießen Sie die pure Zitrusfrische, und servieren Sie die Crêpes nur leicht bestäubt mit Puderzucker zum Dessert oder als süße Zwischenmahlzeit.

Ganz zitronig schmecken die Crêpes, wenn Sie für die Füllung Zitronenmarmelade verwenden. Sie können die Zitronenmarmelade fertig kaufen oder aber selbst machen (siehe Seite 90). So können Sie auf gesunde Art schlemmen – ganz ohne Reue!

Zitronenkekse

Zutaten: 1 Zitrone, 1 Ei, 150 ml Distelöl, 50 g Zucker, 350 g Mehl

Zubereitung: Reiben Sie die Schale der Zitrone ab, pressen Sie den Saft aus, und vermischen Sie beides zusammen mit dem Ei, dem Distelöl und dem Zucker in einer großen Schüssel. Rühren Sie dann langsam in kleinen Portionen das Mehl ein, so dass es keine Klümpchen gibt. Legen Sie den Teig auf ein Backpapier, und formen Sie daraus eine etwa faustdicke Rolle. Wickeln Sie diese in das Papier ein, und legen Sie sie für 4 Stunden in den Kühlschrank. Dann schneiden Sie die Rolle in dünne, etwa 1/2 Zentimeter dicke Scheiben und legen diese auf ein Backblech.

Backen Sie die Kekse in dem auf 180 °C vorgeheizten Ofen so lange, bis sie angebräunt sind, das sind etwa 10 bis 15 Minuten. Nach dem Abkühlen können Sie die Zitronenkekse servieren, als leichtes Dessert, zum Kaffee oder pur als knuspriges und gesundes Knabberzeug für den kleinen Hunger zwischendurch.

Zitronenspeise (für 4 Personen)

Zutaten: 50 g rote Gelatine, 120 g Zucker, 1/4 l Wasser, 3 EL frisch gepresster Zitronensaft, 750 g in Würfel geschnittenes Fruchtfleisch von Zitronen

Zubereitung: Lassen Sie die Gelatine und den Zucker 5 Minuten lang im Wasser kochen, dann abkühlen, und rühren Sie danach den Zitronensaft ein. Verteilen Sie das geschnittene Fruchtfleisch in Cocktailschalen, und gießen Sie die Zitronengelatine darüber.

Zitronensorbet (für 4 Personen)

Zutaten: 1/2 l Wasser, 180 g Zucker, 1 EL geriebene Zitronenschale, 1/4 l frisch gepresster Zitronensaft, 2 Eiweiße

Zubereitung: Geben Sie 1/4 Liter Wasser mit dem Zucker und der geriebenen Zitronenschale in einen Topf, und lassen Sie sie bei geringer Hitze 15 Minuten lang kochen. Mischen Sie nach dem Abkühlen das restliche Wasser und den Zitronensaft dazu.

Decken Sie das Ganze ab, und stellen Sie es für 45 Minuten in den Kühlschrank. Schlagen Sie das Eiweiß halbsteif, und rühren Sie es unter die abgekühlte Mischung. Geben Sie das Sorbet bis zum Servieren noch für 2 Stunden in das Kühlfach, wobei Sie es alle 1/2 Stunde 1-mal gut durchrühren sollten.

Besonders festlich wird das Sorbet, wenn Sie die Hälfte des Wassers durch trockenen Weißwein ersetzen, den Sie nach dem Kochen zugeben. Das gefrorene Sorbet in Gläser füllen und mit Champagner auffüllen.

Zitroneneis selbst gemacht

Zutaten: 1/4 l Wasser, 100 g Puderzucker, 3 EL klarer Honig, Saft und Schalen von 6 Zitronen, 5 Pfefferminzzweige

Zubereitung: Bringen Sie das Wasser zum Kochen, geben Sie Puderzucker und Honig in einen Topf, und gießen Sie unter ständigem Rühren das siedende Wasser dazu, bis beides vollständig aufgelöst ist. Mischen Sie unter ständigem Rühren den Zitronensaft und die abgeriebenen Schalen darunter. Füllen Sie die Masse in eine Glas- oder Porzellanschale, und stellen Sie diese ins Kühlfach, bis die Mischung zäh gefroren ist. Nehmen Sie sie dann noch einmal heraus, rühren Sie sie gut durch, und lassen Sie sie danach bis zur endgültigen Eiskonsistenz gefrieren. Mit den Blättern der Pfefferminzzweige garniert servieren.

Zitronencreme (für 4 Personen)

Zutaten: 5 Zitronen, 6 Blatt weiße Gelatine, 4 EL heißes Wasser, 100 g Zucker, 2 Eigelbe, 250 g süße Sahne

Zubereitung: Reiben Sie zuerst die Schalen von 2 Zitronen ab, und pressen Sie danach alle Zitronen aus. Lösen Sie die Gelatine im Wasser auf. Wärmen Sie den Zitronensaft in einem Topf etwas an, rühren Sie die geriebenen Zitronenschalen und den Zucker ein, bis er vollständig aufgelöst ist. Gießen Sie den Zitronensaft in eine Rührschüssel, geben Sie die Eigelbe zu, und schlagen Sie das Ganze mit dem Schneebesen oder Handrührgerät schaumig. Streichen Sie die Gelatine durch ein Sieb, und rühren Sie sie in die Zitronen-Ei-Mischung. Als letztes schlagen Sie die Sahne steif und mengen sie unter. Lassen Sie die Creme vor dem Servieren im Kühlschrank gut kalt werden.

Tipp zur besonderen Verfeinerung: Geschmacklich eine ganz besondere Note erhält die Zitronenmarmelade, wenn Sie ihr kurz vor dem Eindicken ein halbes Schnapsglas schottischen Malzwhisky zugeben.

Zitronenmarmelade

Zutaten (für 1 großes Marmeladenglas): 4 mittelgroße bis große unbehandelte Zitronen, 300 ml Wasser, 125 g normaler Haushaltszucker, 125 g Gelierzucker

Zubereitung: Waschen oder bürsten Sie die Zitronen unter warmem Wasser gut ab. Schneiden Sie die Früchte in dünne Scheiben, und entfernen Sie die Kerne. Zerkleinern Sie die Scheiben in Stücke, und geben Sie diese mit dem Wasser in einen Topf. Bringen Sie das Wasser zum Sieden, und lassen Sie die Mischung kochen, bis die Schalen der Zitronenstücke weich sind.

Anschließend nehmen Sie das Ganze von der Kochstelle und rühren den Haushaltszucker und den Gelierzucker darunter. Stellen Sie den Topf noch einmal auf die Kochstelle, und lassen Sie die Zitronenmarmelade bei kleiner Hitze etwa 10 bis 15 Minuten lang sprudelnd kochen, bis sie etwas eingedickt ist.

Füllen Sie die Marmelade noch heiß in ein sauberes Glas. Geben Sie den Deckel oder einen anderen Verschluss darauf, lassen Sie die Marmelade 1 Stunde lang abkühlen, und bewahren Sie sie im Kühlschrank auf. Täglich zum Frühstück ein Brot oder Brötchen mit Zitronenmarmelade versorgt Sie gleichzeitig mit den Nährstoffen der Frucht und mit reichlich Pektinen aus den Schalen der Zitronen.

Heiße Getränke und Heiltees

Zitronengrastee mit Zitrone

Zutaten: 2 TL getrocknetes Zitronengras, 1/4 l Wasser, 1 EL frisch gepresster Zitronensaft, Honig nach Belieben

Zubereitung: Übergießen Sie das Zitronengras mit dem heißen Wasser. Lassen Sie den Tee 10 Minuten lang ziehen, seihen Sie ihn ab, und geben Sie den Zitronensaft dazu. Wenn Sie ungesüßten Tee nicht mögen, können Sie nach Geschmack Honig hinzugeben.

Besonders bewährt hat sich der Tee als Heilmittel bei Magen-Darm-Problemen, Fieber, Appetitlosigkeit und nervöser Unruhe. Trinken Sie bei diesen Beschwerden über den Tag verteilt 3 Tassen des Tees langsam und in kleinen Schlucken.

Melissentee mit Zitrone

Zutaten: 1/4 l Wasser, 1 gehäufter EL Melissenblätter (aus der Apotheke, dem Reformhaus, Tee- oder Kräuterladen), 2 EL frisch gepresster Zitronensaft, Honig nach Belieben

Zubereitung: Kochen Sie das Wasser, übergießen Sie die Melissenblätter damit, und lassen Sie sie 10 Minuten lang ziehen. Danach können Sie die Blätter abseihen. Lassen Sie den Tee auf Körpertemperatur abkühlen, und fügen Sie dann den frisch gepressten Zitronensaft zu. Süßen Sie nach Geschmack mit Honig.

Hinweis: Verwenden Sie zum Kochen von Zitronen nie Kochgeschirr mit Aluminiumbestandteilen. Die Zitronensäure löst Aluminium in winzigen Mengen heraus, und die Gerichte bekommen dadurch einen metallischen Geschmack und eine fade Farbe. Verwenden Sie stattdessen Töpfe aus reinem Edelstahl oder mit Emailüberzug.

Zitronen-Melissen-Tee als Hausmittel

▶ Bei Einschlaf- oder Durchschlafproblemen: Trinken Sie vor dem Schlafengehen 1 bis 2 Tassen Zitronen-Melissen-Tee.

▶ Bei akuten fieberhaften Erkrankungen wie z. B. Grippe oder Entzündungen im Bereich der Atemwege: Nehmen Sie über den Tag verteilt 4 bis 6 kleine Tassen des Tees ein.

▶ Bei Kopfschmerzen: Trinken Sie 1 große Tasse Melissentee mit Zitrone. Stellt sich darauf noch keine Besserung ein, können Sie unbedenklich jede weitere Stunde 1 kleine Tasse nachtrinken, bis die Beschwerden nachlassen.

Erfrischungsgetränke

Zitroneneistee (für 4 Personen)

Zutaten: 3 EL schwarzer Tee, 2 EL Pfefferminztee, 1 l Wasser, 150 g Zucker (oder mehr, je nach Geschmack), 6 Zitronen, 4 Kugeln Zitroneneis (selbst gemachtes Eis siehe Seite 89)

Zubereitung: Mischen Sie die beiden Teesorten, und überbrühen Sie sie mit dem Wasser. Lassen Sie den Tee 4 Minuten lang ziehen, und seihen Sie ihn ab. Rühren Sie den Zucker ein, bis er vollständig aufgelöst ist. Pressen Sie die Zitronen aus, und geben Sie den Saft zu. Der Tee sollte mindestens 2 Stunden lang im Kühlschrank abkühlen. Dann können Sie ihn als sommerliche Erfrischung in großen Gläsern mit jeweils 1 Kugel Zitroneneis servieren.

> Für eine erfrischende Zitronenlimonade vermischt man die abgeriebene Schale von 1 und den Saft von 6 Zitronen mit 1 Liter Wasser und 50 Gramm Zucker. Gut verrühren und kühlen. Mit Eiswürfeln und einigen frischen Pfefferminzblättchen servieren.

Zitronenbuttermilch (für 4 Personen)

Zutaten: 5 Eigelbe, 50 g Zucker, 2 Zitronen, 250 g Buttermilch

Zubereitung: Geben Sie die Eigelbe in eine Schale, und rühren Sie den Zucker unter, bis er sich vollständig aufgelöst hat. Pressen Sie die Zitronen aus. Mischen Sie das Ei-Zucker-Gemisch zusammen mit dem Zitronensaft in die Buttermilch, und verrühren Sie das Ganze gut. Lassen Sie die Buttermilch im Kühlschrank gut kalt werden.

Dann können Sie sie servieren – am besten an einem heißen Sommernachmittag. Die Milch erfrischt, ist gesund und ersetzt eine kleine Zwischenmahlzeit.

Zitronenmuntermacher am Morgen

Zutaten (für 2 Personen): 1/4 l frisch gepresster Zitronensaft, 1 Ei, 50 ml Milch, 2 TL Zucker, 1 EL klarer Honig, Cornflakes zum Garnieren

Zubereitung: Geben Sie alle Zutaten (außer den Cornflakes) in einen elektrischen Mixer, und mischen Sie sie mit hoher Geschwindigkeit kurz durch, bis der Drink eine leicht cremige Konsistenz hat. Füllen Sie den Zitronenshake in Gläser, und garnieren Sie die Oberfläche mit zerbröselten Cornflakes. So starten Sie garantiert fit in den Tag!

Hochprozentiges mit Zitrone

Bloody Zitrus (für 4 Personen)
Zutaten: 1/2 l Tomatensaft, 1/4 l frisch gepresster Zitronensaft, 1/8 l Wodka, 2 TL Worcestersauce, 2 TL Tabasco, Eiswürfel, schwarzer Pfeffer aus der Mühle
Zubereitung: Vermischen Sie alle Zutaten – bis auf Pfeffer und Eiswürfel – miteinander. Füllen Sie den Cocktail in Gläser, geben Sie die Eiswürfel hinzu, und mahlen Sie zuletzt etwas Pfeffer darüber.

Zitronenlikör
Zutaten: 4 Zitronen, 2 EL klarer Honig, 1 l Wasser, 3/4 l Wodka oder Korn (40%), 200 g Zucker
Zubereitung: Schälen Sie die Zitronen so, dass keine weiße Unterhaut mehr daran ist, und pürieren Sie sie mit dem Honig. Mischen Sie 3/4 Liter Wasser mit dem Wodka oder Korn, geben Sie die Zitronenmasse zu, und lassen Sie alles über Nacht ruhen.
Kochen Sie am nächsten Tag 1/4 Liter Wasser mit dem Zucker kurz auf, und lassen Sie es noch 5 Minuten lang auf kleiner Hitze ziehen. Verrühren Sie es gut mit dem Zitronengemisch.
Der Likör sollte in Flaschen abgefüllt 8 bis 10 Tage lang an einem kühlen Platz stehen, wobei Sie ihn täglich 1-mal durchschütteln sollten. Filtern Sie den fertigen Likör durch ein feines Sieb oder ein Leinentuch, und füllen Sie ihn erneut in gereinigte Flaschen ab.

Zitroneneierlikör
Zutaten: 8 Eigelbe, 400 g Zucker, 12 Zitronen, 1 Vanilleschote, 1/2 l Rum (54%), ca. 1/4 l Milch
Zubereitung: Geben Sie die Eigelbe und den Zucker in eine Rührschüssel, und schlagen Sie die Masse schaumig. Pressen Sie die Zitronen aus, und gießen Sie den Saft dazu. Halbieren Sie die Vanilleschote, kratzen Sie das Mark heraus, und rühren Sie es unter die Mischung. Geben Sie den Rum und gerade so viel von der Milch zu, dass der Eierlikör nicht zu flüssig wird.

Bewirten Sie Ihre Gäste einmal mit diesem feinen Dessert: Zitroneneierlikör schmeckt vorzüglich als Sauce zu einem gemischten Eisbecher mit frischen Beerenfrüchten, Waffeln und einer Schlagsahnehaube.

Zitronenkraft im Haushalt

▶ Obstsalat wird nach dem Anrichten rasch braun, wenn man ihn an der Luft – auch im Kühlschrank – offen stehen lässt. Wird er hingegen mit Zitronensaft beträufelt, behält er für Stunden das frische Aussehen.

▶ Fisch fällt gern auseinander, wenn er gebraten wird. Taucht man ihn jedoch vor dem Braten in Zitronensaft oder bestreicht ihn damit, bleibt er danach ganz. Aber Vorsicht: Lässt man Fisch zu lange im Zitronensaft liegen, fällt später beim Braten das Fleisch in sich zusammen.

▶ Fleisch ist länger haltbar, wenn es – im Kühlschrank – in eine Mischung von 1/2 Liter Speiseöl mit dem Saft von 1 Zitrone eingelegt wird.

▶ Wird Marmelade beim Einmachen der Saft von 1 Zitrone zugegeben, geliert sie schneller.

▶ Mürbeteig gerät wesentlich lockerer, wenn bei der Zubereitung den Eiern 1 Esslöffel Zitronensaft beigerührt wird.

▶ Eischnee wird schön fest, wenn man vor dem Schlagen 1 Teelöffel Zitronensaft dazugibt.

▶ Unangenehmer Geruch an den Händen nach dem Kochen, z. B. durch die Berührung mit Knoblauch oder Zwiebeln, verschwindet sofort, wenn sie mit Zitronensaft abgerieben werden.

▶ Ein hervorragender Haushaltsreiniger ist der Saft von 1 Zitrone und 10 Tropfen Zitronenöl auf 1 Liter Wasser.

▶ Hartnäckiger Kalk in Wasserkesseln wird aufgelöst, wenn er über Nacht mit Zitronensaft bedeckt ist. Ebenso Kalk an Armaturen und Waschbecken, wenn man sie öfter mit Zitronensaft besprüht.

▶ Tintenflecken verschwinden, wenn sie sofort mit Zitronensaft beträufelt und dann ins pralle Sonnenlicht gelegt werden.

▶ Selbst Rotwein- und Rostflecken gehen leichter aus Stoff, wenn man sie vor dem Waschen mit Zitronensaft behandelt.

▶ Ein mit 25 Tropfen Zitronenöl beträufelter Wattebausch in einem Schälchen hält Motten von der Wäsche fern.

▶ Das Gießwasser für Pflanzen wird enthärtet, wenn man pro Liter Wasser die in Streifen geschnittene Schale von 1 Zitrone beigibt und es 2 Tage lang stehen lässt.

▶ Brandflecken von zu heißem Bügeln verschwinden, wenn man sie mit Zitronensaft beträufelt und dann auswäscht. Auch Flecken von Johannis- oder Himbeeren kann man so entfernen.

Flecken oder Tropfen von Sekundenkleber lassen sich entfernen, wenn man sie mit reichlich Zitronensaft beträufelt und ihn über Nacht einwirken lässt. Die Zitrone hat so viel Kraft, dass sie sogar diesen starken Kleber auflöst.

Über den Autor

Werner Meidinger ist Sachbuchautor und freiberuflicher Medizinjournalist mit den Themenschwerpunkten Psychologie, Ernährung, Schul-, Alternativ- und Naturmedizin.

Literatur

Au, Franziska von: Hausrezepte gegen alle Krankheiten. Südwest Verlag. München 1994

Baker, Sunny/Sbraga, Michelle: Lemon Tree Very Healthy Cookbook. Avery Publishing Group. New York 1995

Fischer, Bruce and Lee: Citrus Lovers Cook Book. Golden West Publishers. Phoenix, Arizona 1980

Florida Department of Citrus: Florida Citrus Cookbook. Marmac Publishing Company. Atlanta 1985

Freemark, Eleanor: Lemon Cookbook. HP Books. Los Angeles, Kalifornien 1993

Hellmiß, Margot: Das große Praxisbuch Apfelessig. Südwest Verlag. 6. Auflage, München 1998

Meidinger, Werner: Natürlich gesund mit Nachtkerzenöl. Ludwig Verlag. München 1998

Oberbeil, Klaus/Dr. Lentz, Christiane: Obst und Gemüse als Medizin. Südwest Verlag. 4. Auflage, München 1997

Susser, Allen: The Great Citrus Book. Ten Speed Press. Berkeley, Kalifornien 1997

Worwood, Valerie Ann: The Complete Book Of Essential Oils & Aromatherapy. New World Library. Novato, Kalifornien 1990

Hinweis

Das vorliegende Buch ist sorgfältig erarbeitet worden. Dennoch erfolgen alle Angaben ohne Gewähr. Weder Autor noch Verlag können für eventuelle Nachteile oder Schäden, die aus den im Buch gemachten praktischen Hinweisen resultieren, eine Haftung übernehmen.

Bildnachweis

Alle Bilder stammen von Christian Kargl, München, außer:
New Eyes, Hamburg: 19 (IDS/LE STUDIO); Südwest Verlag, München: Titel/Fond und Einklinker, 34 (Michael Nagy), 31 (Claudia Rehm), 36 (Joachim Heller); Tony Stone, München: 8 (Robert Frerck), 14 (David Madison), 76 (James Darrel), 79 (Ken Scott), 82 (Christel Rosenfeld)

Impressum

© 1998 W. Ludwig Buchverlag GmbH in der Verlagshaus Goethestraße GmbH & Co. KG, München
2. Auflage 1999
Alle Rechte vorbehalten. Nachdruck – auch auszugsweise – nur mit Genehmigung des Verlags.

Redaktion:
Constanze Lüdicke,
Dr. Marion Onodi

Projektleitung:
Nicola von Otto

Redaktionsleitung und medizinische Fachberatung:
Dr. med. Christiane Lentz

Bildredaktion:
Ute Schoenenburg

Produktion:
Manfred Metzger

Umschlag:
Till Eiden

Layout:
Wolfgang Lehner

DTP/Satz:
Arthur Lenner, München

Druck:
Weber Offset, München

Bindung:
R. Oldenbourg, München

Printed in Germany
Gedruckt auf chlor- und säurearmem Papier

ISBN 3-7787-3689-2

Register